Dieta chetogenica per principianti

Le migliori ricette in un unico ricettario

INDICE

3

Introduzione

Negli ultimi dieci anni, numerosi ricercatori sulla salute hanno costretto medici e dietologi a cambiare la nozione di dieta sana. Come risultato, sono state fatte nuove scoperte che dicono di più sulle vere cause e sui meccanismi di disturbi dannosi come il cancro, il diabete e le malattie coronariche e per questo motivo, il precedente concetto di alimentazione sana è stato disatteso. Recenti ricerche hanno fornito prove dei benefici dei grassi sani nella dieta, e questo ha portato allo sviluppo della dieta chetogenica. La dieta chetogenica è una dieta a basso contenuto di carboidrati e ad alto contenuto di grassi che è diventata una pietra miliare per una rapida perdita di peso. Come risultato, la dieta chetogenica è associata a un miglioramento della pressione sanguigna, della glicemia e dei livelli di insulina.

C'è un'altra dieta che è diventata un regime nutrizionale ampiamente accettato, la dieta mediterranea. La dieta mediterranea è nota per la prevenzione delle malattie coronariche e la longevità della vita. Quando il concetto di una dieta chetogenica ad alto contenuto di grassi viene combinato con la densità di nutrienti e i fattori dello stile di vita della tradizionale dieta mediterranea, una nuova dieta viene alla luce: la dieta mediterranea chetogenica.

La dieta mediterranea chetogenica prevede alimenti che contengono dal 7 al 10% di carboidrati, dal 55 al 65% di grassi, dal 25 al 30% di proteine e dal 5 al 10% di alcol. È molto facile fondere la dieta mediterranea con la dieta chetogenica. Entrambe le diete promuovono il consumo di cibi integrali tra cui verdure fresche non amidacee e frutta, proteine dal pesce insieme a uova, formaggio, pollame e carne, alte quantità di oli sani, moderata assunzione di vino rosso, ed evitando cibi che sono elaborati o contengono zuccheri, prodotti chimici o additivi. L'unica differenza in questa dieta è una leggera enfasi sulle diverse fonti di grassi e l'autorizzazione del vino rosso.

Nei seguenti capitoli di questo eBook, troverete maggiori informazioni su cosa sia la dieta chetogenica e la dieta mediterranea e come la loro coppia sia eccellente per voi.

Capitolo 1. Le basi della dieta mediterranea

Cos'è la dieta mediterranea?

La dieta mediterranea è un nome per gli ingredienti alimentari e le ricette che li coinvolgono utilizzati nei paesi intorno al Mar Mediterraneo, come la Croazia e la Grecia. Quando diverse tribù fluttuavano nella zona, portavano le loro ricette e idee per preparare il cibo che trovavano: pesce, pollame, olive, grano, frutta fresca, formaggio, uva e yogurt. La popolazione locale ha votato le ricette passandosele, il che ha portato nei secoli alla dieta mediterranea. La dieta stessa è stata protetta dall'UNESCO come patrimonio culturale. Tradizionalmente non utilizza uova, carne rossa e solo un pizzico di alcol, il che potrebbe spiegare molti benefici per la salute che offre, come il minor rischio di malattie cardiache.

Benefici della dieta mediterranea

Sembra che la dieta mediterranea protegga dal diabete di tipo 2, dalle malattie cardiache, dall'aumento di peso e dal gonfiore del girovita, soprattutto grazie alla presenza di grassi insaturi provenienti dal pesce e dall'olio d'oliva, alla mancanza di alimenti trasformati e all'uso di spezie al posto del sale. Il diabete di tipo 2 è una malattia malvagia causata da un conglomerato di fattori, la maggior parte dei quali ha a che fare con la dieta, che colpisce quasi esclusivamente i paesi occidentali. Un diabetico di tipo 2 sarà generalmente in sovrappeso con un alto rischio di malattie cardiache, un aumento della circonferenza della vita e uno stile di vita sedentario che comporta zuccheri trasformati, troppo sale e grassi saturi dalla carne rossa. Le scelte dello stile di vita e l'esposizione al sole a quella latitudine si aggiungono ai benefici per la salute della dieta mediterranea, fornendo alla persona aria fresca, attività fisica e vitamina D.

Perché la dieta mediterranea fa bene?

Una dieta sana consiste nel fare scelte sagge ogni giorno. La dieta mediterranea consiste in innumerevoli vite di scelte sagge fatte da persone che volevano vivere una vita lunga, attiva e produttiva e hanno scelto una dieta che li aiutasse a rimanere in forma anche in età avanzata. I problemi più grandi per le persone in età avanzata sono la debolezza cronica, l'aumento di peso e la mancanza di mobilità, con conseguente dipendenza dalla famiglia per rimanere attivi. Questo causa un'enorme quantità di stress e ansia per tutte le persone coinvolte, ma non è detto che le persone anziane siano necessariamente tremolanti e deboli; non c'è motivo per cui una persona non possa rimanere in forma e attiva se alimentata con una dieta mediterranea adeguata e nutriente.

Cosa rende una dieta e uno stile di vita mediterranei?

I grassi insaturi dell'olio d'oliva e gli acidi grassi omega 3 del pesce sono due ingredienti chiave della dieta mediterranea; il sole e la vitamina D sono due ingredienti chiave dello stile di vita mediterraneo. La medicina sta ancora studiando perché i grassi insaturi e gli acidi grassi omega 3 sono salutari per il cuore, ma sembra che i due abbassino la quantità di colesterolo cattivo, LDL, e proteggano le arterie dall'infiammazione che porta all'aterosclerosi. Le malattie cardiache sono estremamente complesse, ma la causa principale sembra essere una dieta sbilanciata e povera di grassi sani, come quelli ottenuti da verdure e pesce. La luce del sole stimola la circolazione e solleva l'umore, mentre la vitamina D serve a proteggere il cuore e il sistema immunitario. Queste quattro cose - grassi insaturi, acidi grassi omega 3, sole e vitamina D - sembrano essere la combinazione più sana per la longevità, la forma fisica e il buon umore.

Dieta Keto e dieta mediterranea

La definizione di dieta "ideale" continua a cambiare man mano che si fanno più ricerche. Le diete a basso contenuto di grassi erano un tempo di moda fino a quando si è scoperto che non erano benefiche per la salute o la perdita di peso. Ora sappiamo che il grasso fa bene. Questo articolo confronta le differenze e le somiglianze tra la dieta chetogenica e la dieta mediterranea,

La dieta chetogenica

Inizialmente creata nel 1920 come forma di terapia per i bambini epilettici, la dieta chetogenica, che è una dieta a basso contenuto di carboidrati, è stata popolarmente utilizzata da allora.

Si tratta di un alto contenuto di grassi (70-80%), proteine moderate (15-20%) e una dieta a basso contenuto di carboidrati.

La dieta chetogenica mira a portare il corpo in uno stato chetotico in cui tutte le riserve di carboidrati del corpo sono esaurite. La chetosi è benefica per la salute e potrebbe aiutare a prevenire alcune malattie croniche.

Gli alimenti chetogenici sono:

1. Proteine animali come pesce, manzo, uova, pollame e carne d'organo.
2. Verdure a basso contenuto di carboidrati senza amido.
3. Zero zucchero, farina o cibo raffinato.
4. Poca o nessuna frutta. È permessa solo la frutta a basso contenuto di zucchero come le bacche.
5. Grassi sotto forma di burro, noci, oli sani e avocado.

Dieta mediterranea

La popolare dieta mediterranea è basata sullo stile di vita delle persone nei paesi mediterranei (Spagna, Francia, Italia) tra il 1940 e il 1950. Anche se c'è una leggera variazione nella dieta attuale. Secondo la ricerca, il menu è composto dal 50% di carboidrati, 30% di grassi e 29% di proteine.

Gli alimenti mediterranei includono:

1. Fagioli e legumi come lenticchie e piselli.
2. Frutta e verdura ricche.
3. Cereali integrali come quinoa, riso integrale.
4. Riduzione della quantità di prodotti a base di carne.
5. Poco o niente cibi lavorati, farina o zucchero.
6. Moderato consumo di vino.
7. Un prodotto lattiero-caseario come il formaggio e lo yogurt.
8. Il pesce come fonte primaria di proteine per i non vegetariani

Dopo che si è scoperto che questa dieta riduce il rischio di malattie croniche, comprese quelle cardiache, questa dieta è diventata una raccomandazione favorevole. Questi benefici sono attribuiti all'acido oleico contenuto nell'olio d'oliva e ai polifenoli del vino rosso.

Somiglianze tra la dieta chetogenica e la dieta mediterranea

1. Consumo di sodio

Entrambi promuovono l'assunzione di sodio. La dieta mediterranea è ricca di sale a causa dei condimenti oleosi con maggiori quantità di sale e alimenti come formaggio, olive e acciughe. La dieta Keto incoraggia l'aggiunta di sali per mantenere l'equilibrio elettrolitico poiché i pasti sono a basso contenuto di sale.

2. Cibo sano

Entrambi promuovono il consumo di proteine e verdure fresche e non permettono l'uso di prodotti chimici, zuccheri, cibi lavorati o additivi.

3. Benefici per la salute

Ci sono molti benefici per la salute. La dieta Keto riduce i livelli di colesterolo totale e LDL, riduce i livelli di trigliceridi e aumenta i livelli di colesterolo HDL, il che potrebbe essere vantaggioso per le persone con diabete di tipo 2 e per combattere alcuni tumori. La dieta mediterranea sostiene l'uso di olio d'oliva che è stato scoperto per ridurre il rischio di malattie cardiache, morte e ictus.

Differenze tra la dieta chetogenica e mediterranea

Consumo di grassi

La dieta mediterranea ha una percentuale di grassi inferiore alla dieta chetogenica. La dieta mediterranea sostiene anche l'uso di insaturi come il pesce e gli oli, mentre gli alimenti chetogenici includono sia oli saturi che insaturi.

Consumo di carboidrati

La dieta mediterranea sostiene un alto contenuto di carboidrati, grassi sani e niente zuccheri raffinati, mentre la dieta chetogenica limita i carboidrati in ogni forma.

Conclusione

Sono entrambi benefici per la salute. Si consiglia di iniziare con la dieta mediterranea prima di passare alla dieta chetogenica.

Dieta mediterranea chetogenica

La dieta mediterranea chetogenica prevede il 5-10% di alcol, il 7-10% di carboidrati, il 55-65% di grassi e il 22-30% di proteine.
Gli alimenti includono:

1. Verdure non amidacee e molte insalate.
2. Abbondanza di oli sani come l'olio d'oliva
3. Bere vino moderato
4. Maggiore fonte di proteine da pesce grasso, carne magra, formaggio e uova

Simile alla dieta chetogenica, c'è una restrizione totale di zuccheri, farine e amidi. L'unica differenza è che la fonte di grasso è diversa dalla dieta chetogenica e il vino rosso è permesso.

La dieta chetogenica mediterranea

Vi siete mai chiesti quale piano di dieta verrebbe creato mescolando la misteriosa dieta mediterranea con una dieta chetogenica strutturata? È qui che entra in gioco la dieta chetogenica mediterranea. I componenti critici di questa dieta includono olio d'oliva, vino rosso, pesce e insalata. Alcuni dei punti critici di una struttura dieta chetogenica sono:

1. La principale fonte di proteine era il pesce.
2. Ogni giorno, al soggetto è stato chiesto di bere quantità moderate di vino.

3. I carboidrati erano ottenuti principalmente da insalate e verdure verdi.
4. Calorie non limitate. Mangiare cibi ricchi di grassi crea una sensazione di sazietà, e questo aiuta a sopprimere la fame.

Soggetti di ricerca delle diete chetogeniche mediterranee

Questo studio di 12 settimane è stato condotto su 40 soggetti obesi con un indice di massa corporea medio di 37; si basava sulla sostituzione della loro dieta regolare che promuove il diabete con una dieta ricca al 50% di carboidrati. La ricerca ha avuto successo.

Le strisce di sangue chetonico sono state usate per confermare i livelli di chetoni ogni mattina. Temo di non essere d'accordo con questo perché se invece si usassero le strisce chetoniche per le urine, il risultato sarebbe errato dopo 2 o 3 settimane.

I risultati di questo studio includono:

1. Questi soggetti hanno avuto il loro peso ridotto a 208 libbre, da un iniziale 240 libbre.
2. Evidente perdita di grasso al posto della perdita di muscoli
3. Riduzione della pressione sanguigna
4. Miglioramento dei lipidi nel sangue.
5. Aumento del colesterolo HDL
6. Riduzione dei livelli di glucosio nel sangue di circa 29mg/dl
7. Riduzione dei livelli di trigliceridi che a sua volta riduce i rischi di cancro, ictus e malattie cardiache.

Sei principi chiave della dieta chetogenica mediterranea

1. Per molte volte, saltare i pasti, mangiare pasti pesanti seguiti da periodi senza pasti

Anche se i pasti pesanti forniscono le sostanze nutritive essenziali per il massimo funzionamento e allo stesso tempo assicurano che il nostro peso sia sano, non è consigliabile mangiarli durante tutta la giornata. Cercate di non fare spuntini. Nelle diete mediterranee vere e proprie, i greci sono noti per digiunare per circa tre mesi, questo è responsabile dei benefici di una migliore funzione mentale, e una migliore funzione cardiaca.

2. Verdure a foglia verde

È essenziale includere verdure a foglia verde o crucifere in ogni pasto. Contengono sostanze chimiche che migliorano l'immunità e combattono il cancro. Anche se la quantità da consumare dipende da ogni persona.

3. Invece di cibi dolci, mangia cibi amari

Simile alle crucifere e alle verdure verdi, i cibi amari come le cipolle, le verdure amare, il vino rosso amaro, le erbe e l'aglio sono ricchi di sostanze chimiche che migliorano l'immunità del corpo. Impediscono alle tue papille gustative di diventare dipendenti da cibi dolci e potenzialmente malsani. I cibi amari aiutano anche la disintossicazione.

4. Minimizzare la quantità

La maggior parte delle diete efficaci comportano una qualche forma di restrizione dei carboidrati per abbassare il glucosio nel sangue e sopprimere l'insulina, mentre aiutano il corpo a eliminare le tossine. Anche se non c'è un valore standard, la chetosi nutrizionale ha bisogno di meno di 20-25grammi ogni giorno, mentre una dieta molto bassa o a basso contenuto di carboidrati è tra 0 e 150grammi ogni giorno. Fonti di carboidrati possono includere patate dolci, more e yucca. Di solito vengono ottimizzati più velocemente dopo l'esercizio fisico.

5. Consumare grandi quantità di grasso

Una rigorosa dieta chetogenica intermittente si basa su ampie quantità di grassi. L'olio monoinsaturo usato nella dieta mediterranea è una buona idea. Usare la panna ricca, l'olio di palma, di macadamia, di avocado e di cocco, in particolare per condire, e con moderazione.

6. Impegnarsi in esercizi di routine

Impegnarsi in periodi di esercizi che includono l'allenamento della resistenza e il sollevamento di pesi pesanti. È importante sapere che i popoli del Mediterraneo si impegnano in importanti esercizi di routine. Fanno spesso passeggiate, si impegnano in sollevamenti pesanti. La contrazione muscolare produce sostanze chimiche che combattono il cancro e l'infiammazione.

Rs: Rilassamento, recupero e riposo

In una società che è sempre in movimento, limitiamo la definizione di uno stile di vita sano solo al bene e alla produttività.
Abbiamo ancora bisogno di abbastanza riposo in vari studi come il sonno che migliora il metabolismo, regola i livelli di glucosio nel sangue e aumenta l'immunità. Puoi impegnare la tua mente e anche rilassarti socializzando e leggendo. Altre attività come il giardinaggio potrebbero richiedere l'uso della vostra mente.
La mente, proprio come il corpo, ha bisogno di essere ringiovanita.
Questi sette principi fondamentali mi sono stati utili per mantenere uno stile di vita e un peso sani. Mi hanno anche aiutato a nutrire la mia mente e il mio corpo.
Mentre ero in vacanza recentemente, alcune intense attività fisiche hanno mostrato come ho inconsciamente seguito questi principi. Ricordo che mio nonno seguiva principi simili. Anche se parte della sua dieta potrebbe non allinearsi con i principi di uno stile di vita chetogenico mediterraneo, ci sono alcune somiglianze.

Capitolo 2. A proposito dei grassi: olio extravergine d'oliva

Ragioni per dimostrare che l'olio extravergine di oliva è l'olio più sano che esista

Molte controversie circondano l'inclusione dei grassi nella dieta. È comune per le persone discutere sugli oli di semi, i grassi animali e quasi ogni tipo di grasso.

Tuttavia, tra tutti questi grassi, l'olio extravergine d'oliva è un grasso su cui molte persone sembrano essere d'accordo.

Punto fermo della dieta mediterranea, l'olio d'oliva è un grasso tradizionale che è stato regolarmente incluso nelle diete di alcune delle popolazioni più sane del mondo.

Inoltre, alcuni studi sono stati condotti sui benefici dell'olio d'oliva sulla salute.

I ricercatori hanno scoperto che gli antiossidanti e gli acidi grassi contenuti nell'olio d'oliva sono responsabili dei loro significativi benefici sulla salute, come abbassare il rischio di malattie cardiache.

Olio d'oliva - Definizione e processi di produzione

L'olio d'oliva viene estratto dalle olive, il frutto prodotto dagli ulivi. La procedura è semplice, le olive vengono pressate e l'oliva inizia a cadere. Sebbene ci sia un problema significativo con l'olio d'oliva, il suo aspetto può essere ingannevole. Gli oli d'oliva di scarsa qualità possono essere ottenuti con l'uso di prodotti chimici o anche mescolandoli con altri oli meno costosi.

È essenziale comprare olio d'oliva autentico.

Il tipo più autentico è l'olio extravergine d'oliva. Viene lavorato naturalmente e controllato per le impurità e alcune proprietà sensoriali come l'odore e il sapore.

L'olio extravergine d'oliva genuino ha un gusto particolare ed è ricco di antiossidanti fenolici, e questo è l'ingrediente principale che è responsabile dei benefici derivati dall'olio d'oliva naturale.

Inoltre, alcuni oli d'oliva sono sani, lavorati o 'sottili', sono ottenuti usando solventi, o calore, oli economici come quelli di canola e soia sono stati usati per diluire alcuni di essi.

Questo è il motivo per cui l'olio extravergine di oliva è l'unico tipo che consiglio.

Nutrienti contenuti nell'olio extravergine d'oliva

L'olio extravergine d'oliva è moderatamente nutriente.
Nell'olio d'oliva sono contenute quantità moderate di vitamina K ed E e molti acidi grassi critici.
La composizione nutrizionale di 100 g di olio d'oliva è:

- Vitamina E: 75% della RDA
- Omega-3: 0,76% della RDA
- Vitamina K: 75% della RDA
- Grassi saturi: 13,8% della RDA
- Omega-6: 9,7% della RDA
- Grasso monoinsaturo: 73% della RDA (quasi interamente acido oleico)

Tuttavia, il beneficio principale dell'olio extravergine di oliva è nella composizione degli antiossidanti.
Gli antiossidanti sono composti organici che aiutano a prevenire le malattie.
Gli antiossidanti vitali che contiene includono l'oleuropeina che previene l'ossidazione del colesterolo LDL e l'oleocanthal che è un potente composto antinfiammatorio.
I composti antinfiammatori sono contenuti nell'olio extravergine d'oliva.
È una convinzione diffusa che la maggior parte delle malattie sono dovute all'infiammazione cronica, tra cui cancro, diabete, artrite, sindromi metaboliche, Alzheimer e malattie cardiache.
Alcune ipotesi suggeriscono che le proprietà antinfiammatorie dell'olio d'oliva sono responsabili della maggior parte dei suoi benefici.
L'evidenza suggerisce che l'acido grasso primario contenuto nell'olio d'oliva, l'acido oleico, può aiutare ad abbassare le sostanze infiammatorie come la proteina C-Reattiva.
Anche se le proprietà antinfiammatorie significative sono dovute agli antiossidanti contenuti nell'olio d'oliva, specialmente l'oleocantale che è stato scoperto produrre effetti simili all'ibuprofene, un farmaco antinfiammatorio molto usato.

Diversi studi hanno stimato che la quantità di oleocanthal contenuta in 3 o 4 cucchiai (circa 50 ml) di olio extravergine d'oliva funziona allo stesso modo del 10% del dosaggio di ibuprofene in un adulto per alleviare il dolore.

Un'altra ricerca ha anche scoperto che il composto presente nell'olio d'oliva potrebbe sopprimere le proteine e i geni che promuovono l'infiammazione.

Ricordate che l'infiammazione cronica a basso livello di solito è lieve e il danno è fatto dopo molti anni o decenni.

L'olio extravergine d'oliva protegge dalle malattie del sistema cardiovascolare

Le malattie del sistema cardiovascolare come l'ictus o le malattie cardiache sono le cause di morte più frequenti in tutto il mondo.

Molti ricercatori hanno scoperto che la morte dovuta a queste malattie è bassa in aree specifiche come i paesi al confine del Mar Mediterraneo. Questa ricerca ha incuriosito la gente sulla Dieta Mediterranea, che si presume imiti le abitudini alimentari della gente di quei paesi.

Le ricerche sulla dieta mediterranea hanno scoperto che può aiutare a combattere le malattie cardiache. Secondo uno studio significativo, ha abbassato gli ictus, la morte e gli attacchi di cuore del 30%.

Questi sono alcuni dei meccanismi con cui l'olio extravergine d'oliva previene le malattie cardiache.

- Riduce l'infiammazione: Come detto in precedenza, l'olio d'oliva è antinfiammatorio; l'infiammazione è responsabile della maggior parte delle malattie cardiache.
- Colesterolo LDL: L'olio d'oliva previene l'ossidazione del colesterolo LDL che è un processo significativo nello sviluppo delle malattie cardiache.
- Migliora le funzioni dell'endotelio: L'endotelio è lo strato interno dei vasi sanguigni; l'olio d'oliva migliora la funzione endoteliale.

Altri benefici per la salute

Anche se è principalmente studiato per i benefici della salute, il consumo di olio d'oliva ha anche alcuni vantaggi

Olio d'oliva e cancro

Una delle principali cause di morte è il cancro. Il cancro è causato dalla crescita illimitata delle cellule del corpo.

La ricerca ha scoperto che le persone del Mediterraneo hanno un rischio moderatamente ridotto di cancro e ci sono state alcune teorie che suggeriscono che potrebbe essere dovuto all'olio d'oliva.

L'acido oleico presente nell'olio d'oliva previene l'ossidazione ed è stato scoperto essere benefico nel proteggere dai geni che promuovono il cancro.

Alcune ricerche in vitro hanno scoperto che alcune sostanze dell'olio d'oliva possono combattere il cancro a livello delle molecole.

Anche se non ci sono stati studi sull'uomo per dimostrare che l'olio d'oliva può prevenire il cancro.

Olio d'oliva e malattia di Alzheimer

La malattia neurodegenerativa più comune nel mondo è il morbo di Alzheimer, che è anche una causa significativa di demenza.

Il morbo di Alzheimer è causato dall'accumulo di prodotti proteici noti come placche beta-amiloidi in specifici neuroni del cervello.

Uno studio che ha coinvolto gli esseri umani ha scoperto che una dieta mediterranea ricca di olio d'oliva ha effetti benefici sulle funzioni del cervello e abbassa i rischi associati al deterioramento mentale.

Può essere usato per preparare i tuoi pasti?

La cottura può causare l'ossidazione degli acidi grassi. Questo significa che reagiscono con l'ossigeno e vengono distrutti.

Ciò è dovuto principalmente ai doppi legami nelle molecole degli acidi grassi.

Per questo motivo, i grassi saturi (senza doppi legami) non sono facilmente distrutti dall'aumento della temperatura; mentre i grassi polinsaturi (molti doppi legami) sono suscettibili e vengono distrutti.

L'olio d'oliva, che è ricco di acidi grassi monoinsaturi (un solo doppio legame) non è facilmente distrutto dal calore elevato.

Una ricerca ha coinvolto il riscaldamento dell'olio extravergine d'amore a una temperatura di 356 gradi Fahrenheit (180 gradi Celsius) per un periodo di 36 ore. L'olio d'oliva non è stato distrutto facilmente.

Un'altra ricerca ha fritto con olio d'oliva e i livelli nocivi sono stati raggiunti solo dopo circa 24-27 ore.

Per riassumere, l'olio d'oliva non è dannoso anche quando si cucina a temperature moderatamente alte.

Capitolo 3. Ricette per la colazione

Avena del mattino

Tempo di preparazione: 5 minuti
Tempo di cottura: 0 minuti
Porzioni: 2
Ingredienti:
- 1 oz. di noci pecan, tritate
- ¼ di tazza di avena
- ½ tazza di yogurt normale
- 1 dattero, tritato
- ½ cucchiaino di estratto di vaniglia

Indicazioni:
1. Mescolare tutti gli ingredienti e lasciare per 5 minuti.
2. Poi trasferire il pasto nelle ciotole di servizio.

Nutrizione:

- Calorie: 196
- Proteine: 6,5g
- Carboidrati: 16.5g
- Grasso: 11.6g
- Fibra: 2.9g

Yogurt con datteri

Tempo di preparazione: 10 minuti
Tempo di cottura: 0 minuti
Porzioni: 4
Ingredienti:
- 5 datteri, snocciolati, tritati
- 2 tazze di yogurt normale
- ½ cucchiaino di estratto di vaniglia
- 4 noci pecan, tritate

Indicazioni:
1. Mescolare tutti gli ingredienti nel frullatore e frullare fino ad ottenere un risultato omogeneo.
2. Versare nelle tazze di servizio.

Nutrizione:

- Calorie: 215
- Proteine: 8.7g
- Carboidrati: 18.5g
- Grasso: 11,5g
- Fibra: 2.3g

Frittata di spinaci

Tempo di preparazione: 15 minuti
Tempo di cottura: 20 minuti
Porzioni: 6
Ingredienti:
- ¼ di tazza di olive Kalamata, snocciolate e tritate
- 8 uova, sbattute
- 2 tazze di spinaci, tritati
- 1 cucchiaio di olio d'oliva
- ½ cucchiaino di fiocchi di peperoncino
- 2 once. Feta, sbriciolata
- ¼ di tazza di yogurt normale

Indicazioni:
1. Spennellare la padella con olio d'oliva. Dopodiché, mescola tutti gli ingredienti rimanenti nella ciotola e versali nella padella.
2. Cuocere la frittata per 20 minuti a 355°F. Servire.

Nutrizione:

- Calorie: 145
- Proteina: 9.6g
- Carboidrati: 2.3g
- Grasso: 10.9g
- Fibra: 0.4g

Uova al forno con prezzemolo
Tempo di preparazione: 15 minuti

Tempo di cottura: 20 minuti
Porzioni: 6
Ingredienti:

- 2 peperoni verdi, tritati
- 3 cucchiai di olio d'oliva
- 1 cipolla gialla, tritata
- 1 cucchiaino di paprika dolce
- 6 pomodori, tritati
- 6 uova
- ¼ di tazza di prezzemolo, tritato

Indicazioni:

1. Scaldare una padella con l'olio a fuoco medio, aggiungere tutti gli ingredienti tranne le uova e arrostirle per 5 minuti.
2. Mescolare bene le verdure e rompere le uova.
3. Trasferire la teglia con le uova nel forno preriscaldato a 360°F e cuocerle per 15 minuti.

Nutrizione:

- Calorie: 167
- Proteine: .3g ; Carboidrati: 10.2g
- Grasso: 11.8g; Fibra: 2.6g

Casseruola di funghi

Tempo di preparazione: 15 minuti
Tempo di cottura: 60 minuti
Porzioni: 4
Ingredienti:

- 2 uova, sbattute
- 1 tazza di funghi, affettati
- 2 scalogni, tritati
- 1 cucchiaino di maggiorana secca
- ½ tazza di cuori di carciofo, tritati

- 3 once. Formaggio Cheddar, tagliuzzato
- ½ tazza di yogurt normale

Indicazioni:
1. Mescolare tutti gli ingredienti nello stampo della casseruola e coprirlo con la pellicola.
2. Cuocere la casseruola per 60 minuti a 355°F.

Nutrizione:

- Calorie: 156 ; Proteina: 11.2g
- Carboidrati: 6.2g ; Grasso: 9.7g; Fibra: 1.3g

Frittelle alla vaniglia

Tempo di preparazione: 15 minuti
Tempo di cottura: 5 minuti
Porzioni: 2
Ingredienti:
- 6 once di yogurt normale
- ½ tazza di farina integrale
- 1 uovo, sbattuto
- 1 cucchiaino di estratto di vaniglia
- 1 cucchiaino di lievito in polvere

Indicazioni:
1. Scaldare bene la padella antiaderente. Nel frattempo, mescolare tutti gli ingredienti.
2. Versare il composto nella padella a forma di frittelle. Cuocerli per 1 minuto per lato. Servire.

Nutrizione:

- Calorie: 202
- Proteina: 11.7g
- Carboidrati: 29.4g
- Grasso: 3.8g
- Fibra: 3.7g

Galette salate all'uovo

Tempo di preparazione: 15 minuti
Tempo di cottura: 30 minuti
Porzioni: 4
Ingredienti:
- ¼ di tazza di cipolla bianca, tagliata a dadini
- ¼ di tazza di peperone, tritato
- ½ cucchiaino di sale
- 1 cucchiaino di fiocchi di peperoncino
- 2 cucchiai di olio d'oliva
- 1 cucchiaino di aneto secco
- 6 uova, sbattute
- 2 cucchiai di yogurt normale

Indicazioni:
1. Mescolare la cipolla, il peperone, il sale e i fiocchi di peperoncino nella padella. Aggiungere l'olio d'oliva e l'aneto secco. Soffriggere gli ingredienti per 5 minuti.
2. Poi versare le uova sbattute nello stampo quadrato da forno. Aggiungere la miscela di cipolle saltate e lo yogurt normale.
3. Appiattire il composto e cuocere nel forno preriscaldato a 360°F per 20 minuti. Tagliare il pasto in galette. Servire.

Nutrizione:

- Calorie: 166
- Proteine: 9g; Carboidrati: 2.4g
- Grasso: 13,5g; Fibra: 0.3g

Frittata di rucola

Tempo di preparazione: 15 minuti
Tempo di cottura: 25 minuti
Porzioni: 12
Ingredienti:
- 3 spicchi d'aglio, tritati
- 1 cucchiaio di olio d'oliva
- 1 tazza di rucola fresca, tritata

- 8 uova, sbattute
- 1 cucchiaino di pepe nero macinato
- 1 tazza di mozzarella, sminuzzata

Indicazioni:
1. Scaldare l'olio d'oliva nella padella. Mescolare le uova con il pepe nero macinato, la rucola e gli spicchi d'aglio.
2. Aggiungere la rucola e versare il composto nella padella calda. Ricoprire il composto di uova con la mozzarella e trasferire nel forno preriscaldato a 360°F. Cuocere la frittata per 20 minuti. Servire.

Nutrizione:

- Calorie: 61
- Proteina: 4,5g
- Carboidrati: 0.7g
- Grasso: 4,5g
- Fibra: 0.1g

Toast per la colazione

Tempo di preparazione: 10 minuti
Tempo di cottura: 20 minuti
Porzioni: 6
Ingredienti:
- 2 uova, sbattute
- ½ tazza di yogurt
- 1 banana, schiacciata
- ½ cucchiaino di cannella macinata
- 6 fette di pane integrale
- 1 cucchiaio di olio d'oliva

Indicazioni:
1. Nella ciotola di miscelazione, mescolare le uova, la panna e la cannella macinata, aggiungere la banana schiacciata.
2. Rivestire il pane nella miscela di uova. Poi scaldare l'olio d'oliva.
3. Mettere il pane rivestito nell'olio d'oliva caldo e arrostire per 3 minuti per lato o per un colore chiaro.

Nutrizione:

- Calorie: 153
- Proteine: 6.2g
- Carboidrati: 19.2g
- Grasso: 5.6g; Fibra: 2.6g

Frittata di carciofi

Tempo di preparazione: 5 minuti
Tempo di cottura: 10 minuti
Porzioni: 4
Ingredienti:

- 4 uova, sbattute
- 1 pomodoro, tritato
- ½ tazza di cuori di carciofo, tritati
- 4 once di formaggio di capra, sbriciolato
- 1 cucchiaio di olio d'oliva

Indicazioni:

1. Mescolate le uova, i carciofi tritati, il formaggio di capra e il pomodoro. Poi spennellare lo stampo da forno con olio d'oliva e versare il composto all'interno.
2. Cuocere la frittata per 10 minuti a 365°F. Servire.

Nutrizione:

- Calorie: 231
- Proteine: 14.9g; Carboidrati: 3.2g
- Grasso: 18g; Fibra: 1.1g

Frittata di peperoni

Tempo di preparazione: 10 minuti
Tempo di cottura: 15 minuti
Porzioni: 4
Ingredienti:

- 1 tazza di peperone rosso, tritato
- 1 cucchiaio di olio d'oliva fuso

- 1 pomodoro, affettato
- 4 uova, sbattute
- ¼ di cucchiaino di pepe nero macinato
- ¼ di cucchiaino di sale

Indicazioni:

1. Spennellare la teglia con olio d'oliva fuso. Poi aggiungere tutti gli ingredienti rimanenti, mescolare delicatamente e trasferire nel forno preriscaldato a 365°F. Cuocere la frittata per 15 minuti.

Nutrizione:

- Calorie: 105; Proteine: 6g
- Carboidrati: 3.3g
- Grasso: 7.9g; Fibra: 0.6g

Uova di pesce

Tempo di preparazione: 5 minuti
Tempo di cottura: 20 minuti
Porzioni: 4
Ingredienti:

- 1 tazza di patata dolce, tritata, cotta
- 1 cucchiaio di olio di avocado
- 10 once di filetto di salmone, tritato
- ¼ di tazza di cavolfiore, tritato
- 4 uova, sbattute

Indicazioni:

1. Schiacciate o schiacciate la patata dolce, poi mescolatela con il salmone e il cavolfiore tritati. Poi scaldare l'olio di avocado in una padella.
2. Aggiungere la miscela di patate dolci schiacciate e cuocere per 10 minuti. Mescolare di tanto in tanto.
3. Dopo questo, aggiungere le uova, sbattere il composto delicatamente. Chiudere il coperchio e cuocere per altri 10 minuti.

Nutrizione:

- Calorie: 208 ; Proteine: 20,5g
- Carboidrati: 11.2g
- Grasso: 9.3g; Fibra: 2g

Frittata alla greca con spinaci e formaggio Feta

Tempo di preparazione: 10 minuti
Tempo di cottura: 3,5-4 ore a basso regime
Porzioni: 6
Ingredienti:

- 2 tazze di spinaci, freschi o congelati
- 8 uova, leggermente sbattute
- 1 tazza di yogurt normale
- 1 cipolla piccola, tagliata in piccoli pezzi
- 2 peperoni rossi arrostiti, pelati
- 1 spicchio d'aglio, schiacciato
- 1 tazza di formaggio feta, sbriciolato
- 2 cucchiai di burro ammorbidito
- 2 cucchiai di olio d'oliva
- Sale e pepe a piacere
- 1 cucchiaino di origano secco

Indicazioni:

1. Soffriggere la cipolla e l'aglio per 5 minuti. Aggiungere gli spinaci, riscaldare per altri 2 minuti. Lasciare raffreddare il composto.
2. Arrostire i peperoni rossi in una padella asciutta o sotto la griglia. Sbucciateli e tagliateli in piccoli pezzi. Si possono usare peperoni arrostiti da un barattolo, ma usare quelli senza aceto.
3. In una ciotola separata, sbattere le uova, lo yogurt e il condimento. Combinare bene.
4. Aggiungere i peperoni e la miscela di cipolle. Mescolare di nuovo.
5. Sbriciolare il formaggio feta con una forchetta, aggiungerlo alla frittata.
6. Ungere il fondo e i lati della pentola di coccio con del burro. Versare il composto.
7. Coprire, cuocere al minimo per 3,5-4 ore.
8. Servire con fette di avocado cosparse di parmigiano grattugiato.

- C netto: 9g
- P: 18g
- F: 25g

Cotto al formaggio e cavolfiore

Tempo di preparazione: 5 minuti
Tempo di cottura: 4 ore al minimo
Porzioni: 6
Ingredienti:

- 1 testa di cavolfiore, tagliata a cimette
- ½ tazza di formaggio cremoso
- ¼ di tazza di panna da montare
- 2 cucchiai di strutto (o burro, se preferite)
- 1 cucchiaio di strutto (o burro, se preferite) per ungere la pentola di coccio
- 1 cucchiaino di sale
- ½ cucchiaino di pepe nero macinato fresco
- ½ tazza di formaggio giallo, Cheddar, tagliuzzato
- 6 fette di pancetta, croccanti e sbriciolate

Indicazioni:

1. Ungere la pentola di coccio.
2. Aggiungere tutti gli ingredienti, tranne il formaggio e la pancetta.
3. Cuocere al minimo per 3 ore.
4. Aprire il coperchio e aggiungere il formaggio. Coprire nuovamente e cuocere per un'altra ora.
5. Coprire con la pancetta e servire.

Nutrizione:

- Calorie: 278; Grasso: 15g
- Carboidrati netti: 3g; Proteine: 32g
- Fibra: 1g; Carboidrati netti: 2g

Ciotola per il brunch con broccoli al prosciutto e formaggio

Tempo di preparazione: 5 minuti
Tempo di cottura: 8 ore al minimo
Porzioni: 6
Ingredienti:

- 1 testa media di broccoli, tagliata piccola
- 4 tazze di brodo vegetale
- 2 cucchiai di olio d'oliva
- 1 cucchiaino di semi di senape, macinati
- 3 spicchi d'aglio, tritati
- Sale e pepe a piacere
- 2 tazze di formaggio Cheddar, tagliuzzato
- 2 tazze di prosciutto, a cubetti
- Pizzico di paprika

Indicazioni:

1. Aggiungere tutti gli ingredienti alla pentola di coccio nell'ordine della lista.
2. Coprire, cuocere al minimo per 8 ore.

Nutrizione:

- Calorie: 690; Grasso: 48g; Carboidrati: 16g
- Proteine: 40g; Fibra: 3g; Carboidrati netti: 13g

Zucchine e spinaci con pancetta

Tempo di preparazione: 10 minuti
Tempo di cottura: 6 ore al minimo
Porzioni: 6
Ingredienti:

- 8 fette di pancetta

- 1 cucchiaio di olio d'oliva
- 4 zucchine medie, a cubetti
- 2 tazze di spinaci baby
- 1 cipolla rossa, tagliata a dadini
- 6 spicchi d'aglio, tagliati sottili
- 1 tazza di brodo di pollo
- Sale e pepe a piacere

Indicazioni:

1. In una padella, scaldare l'olio d'oliva, rosolare la pancetta per 5 minuti. Rompere in pezzi nella padella.
2. Mettere gli ingredienti rimanenti nella pentola di coccio, versare la pancetta e il grasso della padella sugli ingredienti.
3. Coprire, cuocere al minimo per 6 ore.

Nutrizione:

- Calorie: 171
- Grasso: 16g
- Carboidrati netti: 6g
- Proteine: 2g
- Fibra: 2g
- Carboidrati: 8g

Pizza al salame piccante con crosta di carne

Tempo di preparazione: 5 minuti
Tempo di cottura: 4 ore al minimo
Porzioni: 6
Ingredienti:

- 2.2. libbre di manzo magro macinato
- 2 spicchi d'aglio, tritati
- 1 cucchiaio di cipolle secche e fritte
- Sale e pepe a piacere
- 2 tazze di mozzarella tagliuzzata

- 1 ¾ di tazza di salsa per pizza pronta senza zucchero
- 2 tazze di formaggio giallo tagliuzzato, Cheddar
- ½ tazza di salame affettato

Indicazioni:

1. In una padella, rosolare il manzo con il condimento insieme.
2. Mescolare il manzo con il formaggio.
3. Imburrare la pentola di coccio e stendere la crosta in modo uniforme sul fondo.
4. Versare la salsa di pizza sulla crosta e spargerla uniformemente.
5. Coprire con il formaggio e disporre le fette di salame.
6. Coprire, cuocere al minimo per 4 ore.

Nutrizione:

- Calorie: 221
- Grasso: 9g
- Carboidrati netti: 8g
- Proteine: 21g
- Fibra: 2g
- Carboidrati: 10g

La migliore Quiche Lorraine

Tempo di preparazione: 5 minuti
Tempo di cottura: 4 ore al minimo
Porzioni: 8
Ingredienti:

- 1 cucchiaio di burro
- 10 uova, sbattute
- 1 tazza di panna pesante
- 1 tazza di formaggio Cheddar, tagliuzzato
- Pizzico di pepe nero macinato fresco
- 10 strisce di pancetta, croccanti e sbriciolate
- ½ tazza di spinaci freschi, tritati

Indicazioni:

1. Imburrare la pentola di coccio.
2. In una grande ciotola, mescolare tutti gli ingredienti, tranne le briciole di pancetta.
3. Trasferire il composto nella pentola di coccio, cospargere di pancetta.
4. Coprire, cuocere al minimo per 4 ore. (Negli ultimi 15 minuti guardare attentamente per non cuocere troppo).

Nutrizione:

- Calorie: 260
- Grasso: 21g
- Carboidrati netti: 4g
- Proteine: 14g
- Fibra: 1g
- Carboidrati: 5g

Pizza con spinaci e salsiccia

Tempo di preparazione: 5 minuti
Tempo di cottura: 4-6 ore al minimo
Porzioni: 8
Ingredienti:

- 1 cucchiaio di olio d'oliva
- 1 tazza di manzo magro macinato
- 2 tazze di salsiccia di maiale piccante
- 2 spicchi d'aglio, tritati
- 1 cucchiaio di cipolle secche e fritte
- Sale e pepe a piacere
- 1 ¾ di tazza di salsa per pizza pronta senza zucchero
- 3 tazze di spinaci freschi
- ½ tazza di salame affettato
- ¼ di tazza di olive nere snocciolate, affettate
- ¼ di tazza di pomodori secchi, tritati

- ½ tazza di cipollotti, tritati
- 3 tazze di mozzarella tagliuzzata

Indicazioni:

1. In una padella, scaldare l'olio d'oliva. Rosolare il manzo, poi il maiale. Scolare l'olio da entrambe le porzioni di carne, mescolare insieme.
2. Versare la carne nella pentola di coccio. Distribuire uniformemente e premere.
3. Alternare a strati: salsa di pizza, condimenti e formaggio.
4. Coprire e cuocere al minimo per 4-6 ore.

Nutrizione:

- Calorie: 259
- Grasso: 13g
- Carboidrati: 5g
- Proteine: 16g
- Fibra: 2g
- Carboidrati netti: 7g

Cotto di melanzane e salsiccia

Tempo di preparazione: 10 minuti
Tempo di cottura: 4 ore al minimo
Porzioni: 6
Ingredienti:

- 2 tazze di melanzane a cubetti, salate e scolate
- 1 cucchiaio di olio d'oliva
- 2,2 libbre di salsiccia di maiale piccante
- 1 cucchiaio di salsa Worcestershire
- 1 cucchiaio di senape
- 2 lattine regolari di pomodori italiani a cubetti
- 1 barattolo di passata di pomodoro
- 2 tazze di mozzarella, tagliuzzata

Indicazioni:

1. Ungere la pentola di coccio con olio d'oliva.
2. Mescolare la salsiccia, la salsa Worcestershire e la senape. Versare il composto nella pentola di coccio.
3. Ricoprire il composto di carne con le melanzane.
4. Versare i pomodori sul composto, cospargere di formaggio grattugiato.
5. Coprire, cuocere al minimo per 4 ore.

Nutrizione:

- Calorie: 467
- Grasso: 41g
- Carboidrati: 3g
- Proteine: 20g
- Fibra: 2g
- Carboidrati netti: 1g

Cuocere i cuori di carciofo ai tre formaggi

Tempo di preparazione: 5 minuti
Tempo di cottura: 2 ore su alto
Porzioni: 6
Ingredienti:

- 1 tazza di formaggio Cheddar, grattugiato
- ½ tazza di parmigiano secco
- 1 tazza di formaggio cremoso
- 1 tazza di spinaci, tritati
- 1 spicchio d'aglio, schiacciato
- 1 barattolo di cuori di carciofo, tritati
- Sale e pepe a piacere

Indicazioni:

1. Mettere tutti gli ingredienti nella pentola di coccio. Mescolare leggermente.
2. Coprire, cuocere a fuoco vivo per 2 ore.

Nutrizione:

- Calorie: 141
- Grasso: 11,5g
- Carboidrati: 0.6g
- Proteina: 8.9g
- Fibra: 0g
- Carboidrati netti: 0.5g

Uova di pomodoro

Tempo di preparazione: 5 minuti
Tempo di cottura: 5 minuti
Porzioni: 2
Ingredienti:
- 1 pomodoro, tritato
- 1 cucchiaino di olio di girasole
- 1 tazza di prezzemolo fresco, tritato
- 3 uova, sbattute
- 1 oz. Formaggio Feta, sbriciolato

Indicazioni:
1. Scaldare l'olio di girasole nella padella.
2. Poi aggiungere i pomodori tritati e il prezzemolo. Cuocere gli ingredienti per 2 minuti.
3. Dopo questo, aggiungere le uova e mescolare bene il composto.
4. Cuocere il piatto per altri 2 minuti, aggiungere il formaggio feta e mescolare bene. Cuocere il piatto per 1 minuto ancora.

Nutrizione:

- Calorie: 169; Proteine: 11,5g; Carboidrati: 4.2g
- Grasso: 12.2g; Fibra: 1.4g; Colesterolo: 258mg

Insalata di pomodori secchi

Tempo di preparazione: 15 minuti
Tempo di cottura: 0 minuti
Porzioni: 4
Ingredienti:
- 1 tazza di pomodori secchi, tritati
- 4 uova, sode, sbucciate e tritate
- ½ tazza di olive, snocciolate, tritate
- 1 piccola cipolla rossa, tritata finemente
- ½ tazza di yogurt greco
- 1 cucchiaino di succo di limone
- 1 cucchiaino di condimenti italiani

Indicazioni:
1. Nell'insalatiera, mescolare tutti gli ingredienti e agitare bene.

Nutrizione:

- Calorie: 120 ; Proteina: 8.8g
- Carboidrati: 5.9g ; Grasso: 7.1g; Fibra: 1,5g

Ciotola greca

Tempo di preparazione: 10 minuti
Tempo di cottura: 7 minuti
Porzioni: 6
Ingredienti:
- ¼ di tazza di yogurt greco
- 12 uova
- ¼ di cucchiaino di pepe nero macinato
- ½ cucchiaino di sale
- 1 cucchiaio di olio di avocado
- 1 tazza di pomodori ciliegia, tritati
- 1 tazza di quinoa, cotta
- 1 tazza di coriandolo fresco, tritato
- 1 cipolla rossa, affettata

Indicazioni:

1. Bollire le uova nell'acqua entro 7 minuti. Poi raffreddarle nell'acqua fredda e sbucciarle.
2. Tagliare le uova grossolanamente e metterle nell'insalatiera.
3. Aggiungere lo yogurt greco, pepe nero macinato, sale, olio di avocado, pomodori, quinoa, cilantro e cipolla rossa.
4. Agitare bene la miscela. Servire.

Nutrizione:

- Calorie: 253 ; Proteine: 16.2g
- Carboidrati: 22.4g
- Grasso: 11g; Fibra: 2.9g

Capitolo 4. Ricette per il pranzo

Pollo al curry

Tempo di preparazione: 10 minuti
Tempo di cottura: 30 minuti
Porzioni: 2
Ingredienti:

- 2 petti di pollo
- 1 spicchio d'aglio
- 1 cipolla piccola
- 1 zucchina
- 2 carote
- 1 scatola di germogli di bambù o germogli
- 1 tazza di latte di cocco
- 1 cucchiaio di concentrato di pomodoro
- 2 cucchiai di pasta di curry giallo

Indicazioni:

1. Tritare la cipolla e soffriggerla in una padella con un po' d'olio per qualche minuto.
2. Aggiungere il pollo tagliato in grandi cubi e l'aglio schiacciato, il sale, il pepe e soffriggere rapidamente a fuoco alto fino a quando la carne comincia a colorarsi.
3. Versare le zucchine e le carote a fette spesse nella padella.
4. Fate rosolare a fuoco vivo per qualche minuto, poi aggiungete il latte di cocco, la salsa di pomodoro, i germogli di bambù e uno o due cucchiai di pasta di curry, a seconda dei vostri gusti.
5. Cuocere a fuoco basso e coprire per 30-45 minuti, mescolando di tanto in tanto
6. Una volta cotto, dividere il pollo al curry tra 2 contenitori
7. Conservare i contenitori in frigorifero

Nutrizione:

- Calorie: 626
- Grasso: 53.2g
- Carboidrati: 9g
- Proteina: 27.8g; Zucchero: 3g

Asparagi avvolti nella pancetta

Tempo di preparazione: 10 minuti
Tempo di cottura: 20 minuti
Porzioni: 2
Ingredienti:

- 1/3 di tazza di panna pesante da montare
- 2 fette di pancetta, precotte
- 4 piccole lance di asparagi
- Sale, a piacere
- 1 cucchiaio di burro

Indicazioni:

1. Preriscaldare il forno a 360 gradi e ungere una teglia con del burro.
2. Nel frattempo, mescolare la panna, gli asparagi e il sale in una ciotola.
3. Avvolgere gli asparagi nelle fette di pancetta e disporli nella teglia.
4. Trasferire la teglia nel forno e cuocere per circa 20 minuti.
5. Togliere dal forno e servire caldo.
6. Mettere gli asparagi avvolti nella pancetta in un piatto e metterli da parte a raffreddare per la preparazione del pasto. Divideteli in 2 contenitori e coprite il coperchio. Mettere in frigo per circa 2 giorni e riscaldare nel microonde prima di servire.

Nutrizione:

- Calorie: 204 ; Carboidrati: 1.4g
- Proteina: 5.9g ; Grasso: 19.3g; Zucchero: 0,5g

Pollo agli spinaci

Tempo di preparazione: 10 minuti
Tempo di cottura: 10 minuti
Porzioni: 2
Ingredienti:

- 2 spicchi d'aglio, tritati
- 2 cucchiai di burro non salato, divisi
- ¼ di tazza di parmigiano, tagliuzzato
- ¾ di libbra di offerte di pollo
- ¼ di tazza di panna pesante
- 10 once di spinaci congelati, tritati
- Sale e pepe nero, a piacere

Indicazioni:

1. Scaldare 1 cucchiaio di burro in una grande padella e aggiungere il pollo, il sale e il pepe nero.
2. Cuocere per circa 3 minuti su entrambi i lati e togliere il pollo in una ciotola.
3. Sciogliere il burro rimanente nella padella e aggiungere l'aglio, il formaggio, la panna pesante e gli spinaci.
4. Cuocere per circa 2 minuti e aggiungere il pollo.
5. Cuocere per circa 5 minuti a fuoco basso e servire immediatamente.
6. Mettere il pollo in un piatto e metterlo da parte a raffreddare per la preparazione del pasto. Dividerlo in 2 contenitori e coprirli. Mettere in frigo per circa 3 giorni e riscaldare nel microonde prima di servire.

Nutrizione:

- Calorie: 288 ; Carboidrati: 3.6g ; Proteine: 27.7g
- Grasso: 18.3g ; Zucchero: 0,3g

Gamberi alla citronella

Tempo di preparazione: 10 minuti
Tempo di cottura: 15 minuti
Porzioni: 2
Ingredienti:

- ½ peperoncino rosso, con semi e tritato
- 2 gambi di citronella
- ½ libbra di gamberi, decorticati e sgusciati
- 6 cucchiai di burro
- ¼ di cucchiaino di paprika affumicata

Indicazioni:

1. Preriscaldare il forno a 390 gradi e ungere una teglia.
2. Mescolare insieme peperoncino rosso, burro, paprika affumicata e gamberi in una ciotola.
3. Marinare per circa 2 ore e poi infilare i gamberi sui gambi di citronella.
4. Disporre i gamberi filettati sulla teglia e trasferirli nel forno.
5. Cuocere per circa 15 minuti e servire immediatamente.
6. Mettere i gamberi in un piatto e metterli da parte a raffreddare per la preparazione del pasto. Dividere in 2 contenitori e chiudere il coperchio. Mettere in frigo per circa 4 giorni e riscaldare nel microonde prima di servire.

Nutrizione:

- Calorie: 322
- Carboidrati: 3.8g
- Proteina: 34.8g
- Grasso: 18g
- Zucchero: 0,1g
- Sodio: 478mg

Funghi ripieni

Tempo di preparazione: 20 minuti
Tempo di cottura: 25 minuti
Porzioni: 4
Ingredienti:

- 2 once di pancetta, sbriciolata
- ½ cucchiaio di burro
- ¼ di cucchiaino di paprika in polvere
- 2 funghi Portobello
- 1 oz. di formaggio cremoso
- ¾ di cucchiaio di erba cipollina fresca, tritata
- Sale e pepe nero, a piacere

Indicazioni:

1. Preriscaldare il forno a 400 gradi e ungere una teglia.
2. Scaldare il burro in una padella e aggiungere i funghi.
3. Soffriggere per circa 4 minuti e mettere da parte.
4. Mescolate insieme formaggio cremoso, erba cipollina, paprika in polvere, sale e pepe nero in una ciotola.
5. Farcite i funghi con questo composto e trasferiteli nella teglia.
6. Mettere in forno e cuocere per circa 20 minuti.
7. Questi funghi possono essere messi in frigo per circa 3 giorni per la preparazione dei pasti e possono essere serviti con uova strapazzate.

Nutrizione:

- Calorie: 570
- Carboidrati: 4.6g
- Proteine: 19.9g
- Grasso: 52.8g
- Zucchero: 0,8g
- Sodio: 1041mg

Bacchette di pollo glassate al miele

Tempo di preparazione: 10 minuti
Tempo di cottura: 20 minuti
Porzioni: 2
Ingredienti:

- ½ cucchiaio di timo fresco, tritato
- 1/8 di tazza di senape di Digione
- ½ cucchiaio di rosmarino fresco, tritato
- ½ cucchiaio di miele
- 2 bacchette di pollo
- 1 cucchiaio di olio d'oliva
- Sale e pepe nero, a piacere

Indicazioni:

1. Preriscaldare il forno a 325 gradi e ungere una teglia.
2. Unire tutti gli ingredienti in una ciotola tranne le bacchette e mescolare bene.
3. Aggiungere le bacchette e ricoprirle generosamente con la miscela.
4. Coprire e mettere in frigo a marinare durante la notte.
5. Mettere le bacchette nella teglia e trasferirle nel forno.
6. Cuocere per circa 20 minuti e servire immediatamente.
7. Mettere le cosce di pollo in un piatto e metterle da parte a raffreddare per la preparazione del pasto. Dividere in 2 contenitori e coprirli. Mettere in frigo per circa 3 giorni e riscaldare nel microonde prima di servire.

Nutrizione:

- Calorie: 301
- Carboidrati: 6g
- Grassi: 19,7g
- Proteine: 4,5g
- Zucchero: 4,5g
- Sodio: 316mg

Pizza di zucchine Keto

Tempo di preparazione: 10 minuti
Tempo di cottura: 15 minuti
Porzioni: 2
Ingredienti:

- 1/8 di tazza di salsa per spaghetti
- ½ zucchina, tagliata a fette circolari
- ½ tazza di formaggio cremoso
- Fette di salame piccante, per la guarnizione
- ½ tazza di mozzarella, tagliuzzata

Indicazioni:

1. Preriscaldare il forno a 350 gradi e ungere una teglia.
2. Disporre le zucchine sulla pirofila da forno e stratificarle con la salsa di spaghetti.
3. Coprire con fette di salame e mozzarella.
4. Trasferire la teglia nel forno e cuocere per circa 15 minuti.
5. Togliere dal forno e servire immediatamente.

Nutrizione:

- Calorie: 445
- Carboidrati: 3.6g
- Proteina: 12.8g
- Grasso: 42g
- Zucchero: 0,3g
- Sodio: 429mg

Insalata di Omega-3

Tempo di preparazione: 10 minuti
Tempo di cottura: 5 minuti
Porzioni: 2
Ingredienti:

- ½ libbra di filetto di salmone senza pelle, tagliato in 4 tranci
- ¼ di cucchiaio di succo di lime fresco
- 1 cucchiaio di olio d'oliva, diviso
- 4 cucchiai di panna acida
- ¼ di zucchina, tagliata a cubetti
- ¼ di cucchiaino di pepe jalapeño, con i semi e tritato finemente
- Sale e pepe nero, a piacere
- ¼ di cucchiaio di aneto fresco, tritato

Indicazioni:

1. Mettere l'olio d'oliva e il salmone in una padella e cuocere per circa 5 minuti su entrambi i lati.
2. Condire con sale e pepe nero, mescolando bene, e servire.
3. Mescolare gli ingredienti rimanenti in una ciotola e aggiungere il salmone cotto per servire.

Nutrizione:

- Calorie: 291
- Grasso: 21.1g
- Carboidrati: 2.5g
- Proteina: 23.1g
- Zucchero: 0,6g
- Sodio: 112mg

Torte di granchio

Tempo di preparazione: 20 minuti
Tempo di cottura: 10 minuti
Porzioni: 2
Ingredienti:

- ½ libbra di polpa di granchio, scolata
- 2 cucchiai di farina di cocco
- 1 cucchiaio di maionese
- ¼ di cucchiaino di salsa Tabasco verde
- 3 cucchiai di burro
- 1 uovo piccolo, sbattuto
- ¾ di cucchiaio di prezzemolo fresco, tritato
- ½ cucchiaino di senape gialla
- Sale e pepe nero, a piacere

Indicazioni:

1. Mescolare tutti gli ingredienti in una ciotola, tranne il burro.
2. Fare delle polpette da questo composto e metterle da parte.
3. Scaldare il burro in una padella a fuoco medio e aggiungere le polpette.
4. Cuocere per circa 10 minuti su ogni lato e servire caldo.
5. È possibile conservare le polpette crude nel congelatore per circa 3 settimane per la preparazione dei pasti. Mettete le polpette in un contenitore e mettete della carta da forno tra le polpette per evitare che si attacchino.

Nutrizione:

- Calorie: 153
- Grasso: 10.8g
- Carboidrati: 6.7g
- Proteina: 6.4g
- Zucchero: 2,4
- Sodio: 46mg

Hamburger di salmone

Tempo di preparazione: 17 minuti
Tempo di cottura: 3 minuti
Porzioni: 2
Ingredienti:

- 1 cucchiaio di condimento ranch senza zucchero
- ½ oncia di salmone affumicato, tagliato grossolanamente
- ½ cucchiaio di prezzemolo fresco, tritato
- ½ cucchiaio di olio di avocado
- 1 uovo piccolo
- 4 once di salmone rosa, sgocciolato e senza lische
- 1/8 di tazza di farina di mandorle
- ¼ di cucchiaino di condimento Cajun

Indicazioni:

1. Mescolare tutti gli ingredienti in una ciotola e mescolare bene.
2. Fare delle polpette da questo composto e metterle da parte.
3. Scaldare una padella a fuoco medio e aggiungere le polpette.
4. Cuocere per circa 3 minuti per lato e servire.
5. È possibile conservare le polpette crude nel congelatore per circa 3 settimane per la preparazionc dei pasti. Mettete le polpette in un contenitore e mettete della carta da forno tra le polpette per evitare che si attacchino.

Nutrizione:

- Calorie: 59
- Grasso: 12.7g
- Carboidrati: 2.4g
- Proteine: 6.3g
- Zucchero: 0,7g
- Sodio: 25mg

Stufato di salmone

Tempo di preparazione: 8 minuti
Tempo di cottura: 12 minuti
Porzioni: 2
Ingredienti:

- Filetto di salmone da 1 libbra, tagliato a fette
- 1 cipolla, tritata
- Sale, a piacere
- 1 cucchiaio di burro fuso
- 1 tazza di brodo di pesce
- ½ cucchiaino di peperoncino rosso in polvere

Indicazioni:

1. Condire i filetti di salmone con sale e peperoncino rosso in polvere.
2. Mettere il burro e le cipolle in una padella e soffriggere per circa 3 minuti.
3. Aggiungere il salmone stagionato e cuocere per circa 2 minuti su ogni lato.
4. Aggiungere il brodo di pesce e fissare il coperchio.
5. Cuocere per circa 7 minuti a fuoco medio e aprire il coperchio.
6. Sformare e servire immediatamente.
7. Trasferire lo stufato in una ciotola e metterlo da parte a raffreddare per la preparazione del pasto. Dividere il composto in 2 contenitori. Coprire i contenitori e mettere in frigo per circa 2 giorni. Riscaldare nel microonde prima di servire.

Nutrizione:

- Calorie: 272
- Carboidrati: 4.4g
- Proteina: 32.1g
- Grasso: 14.2g
- Zucchero: 1.9g

Filetti di salmone agli asparagi

Tempo di preparazione: 10 minuti
Tempo di cottura: 20 minuti
Porzioni: 2
Ingredienti:

- 1 cucchiaino di olio d'oliva
- 4 gambi di asparagi
- 2 filetti di salmone
- ¼ di tazza di burro
- ¼ di tazza di champagne
- Sale e pepe nero appena macinato, a piacere

Indicazioni:

1. Preriscaldare il forno a 355 gradi e ungere una teglia.
2. Mettere tutti gli ingredienti in una ciotola e mescolare bene.
3. Mettete questo composto nella teglia e trasferitelo nel forno.
4. Infornare per circa 20 minuti e servire.
5. Mettere i filetti di salmone in un piatto e metterli da parte a raffreddare per la preparazione del pasto. Dividere in 2 contenitori e chiudere il coperchio. Mettere in frigo per 1 giorno e riscaldare nel microonde prima di servire.

Nutrizione:

- Calorie: 475
- Carboidrati: 1.1g
- Proteina: 35.2g
- Grasso: 36.8g
- Zucchero: 0,5g
- Sodio: 242mg

Pollo croccante al forno

Tempo di preparazione: 30 minuti
Tempo di cottura: 10 minuti
Porzioni: 2
Ingredienti:

- 2 petti di pollo, senza pelle e senza ossa
- 2 cucchiai di burro
- ¼ di cucchiaino di curcuma in polvere
- Sale e pepe nero, a piacere
- ¼ di tazza di panna acida

Indicazioni:

1. Preriscaldare il forno a 360 gradi e ungere una teglia con del burro.
2. Condire il pollo con polvere di curcuma, sale e pepe nero in una ciotola.
3. Mettere il pollo sulla teglia e trasferirlo nel forno.
4. Cuocere per circa 10 minuti e servire con panna acida.
5. Trasferire il pollo in una ciotola e mettere da parte a raffreddare per la preparazione del pasto. Dividilo in 2 contenitori e coprili. Mettete in frigo fino a 2 giorni e riscaldate nel microonde prima di servire.

Nutrizione:

- Calorie: 304
- Carboidrati: 1.4g
- Proteina: 26.1g
- Grasso: 21.6g
- Zucchero: 0,1g
- Sodio: 137mg

Pesce aspro e dolce

Tempo di preparazione: 15 minuti
Tempo di cottura: 10 minuti
Porzioni: 2
Ingredienti:

- 1 cucchiaio di aceto
- 2 gocce di stevia
- 1 libbra di pezzi di pesce
- ¼ di tazza di burro fuso
- Sale e pepe nero, a piacere

Indicazioni:

1. Mettere il burro e i pezzi di pesce in una padella e cuocere per circa 3 minuti.
2. Aggiungere la stevia, il sale e il pepe nero e cuocere per circa 10 minuti, mescolando continuamente.
3. Sformare in una ciotola e servire immediatamente.
4. Mettere il pesce in un piatto e metterlo da parte a raffreddare per la preparazione del pasto. Dividerlo in 2 contenitori e metterlo in frigo per un massimo di 2 giorni. Riscaldare nel microonde prima di servire.

Nutrizione:

- Calorie: 258
- Carboidrati: 2.8g
- Proteine: 24,5g
- Grasso: 16.7g
- Zucchero: 2.7g
- Sodio: 649mg

Pollo cremoso

Tempo di preparazione: 12 minuti
Tempo di cottura: 13 minuti
Porzioni: 2
Ingredienti:

- ½ cipolla piccola, tritata
- ¼ di tazza di panna acida
- 1 cucchiaio di burro
- ¼ di tazza di funghi
- ½ libbra di petti di pollo

Indicazioni:

1. Scaldare il burro in una padella e aggiungere le cipolle e i funghi.
2. Soffriggere per circa 5 minuti e aggiungere i petti di pollo e il sale.
3. Fissare il coperchio e cuocere per altri 5 minuti circa.
4. Aggiungere la panna acida e cuocere per circa 3 minuti.
5. Aprire il coperchio e metterlo in una ciotola per servirlo immediatamente.
6. Trasferire i petti di pollo cremosi in un piatto e metterli da parte a raffreddare per la preparazione del pasto. Dividerli in 2 contenitori e coprirne il coperchio. Mettere in frigo per 2-3 giorni e riscaldare nel microonde prima di servire.

Nutrizione:

- Calorie: 335
- Carboidrati: 2.9g
- Proteine: 34g
- Grasso: 20.2g
- Zucchero: 0,8g
- Sodio: 154mg

Gamberi al burro di paprika

Tempo di preparazione: 15 minuti
Tempo di cottura: 15 minuti
Porzioni: 2
Ingredienti:

- ¼ di cucchiaio di paprika affumicata
- 1/8 di tazza di panna acida
- ½ libbra di gamberi
- 1/8 di tazza di burro
- Sale e pepe nero, a piacere

Indicazioni:

1. Preriscaldare il forno a 390 gradi e ungere una teglia.
2. Mescolate tutti gli ingredienti in una grande ciotola e trasferiteli nella teglia.
3. Mettere in forno e cuocere per circa 15 minuti.
4. Mettere i gamberi alla paprika in un piatto e metterli da parte a raffreddare per la preparazione del pasto. Dividere in 2 contenitori e coprire il coperchio. Mettere in frigo per 1-2 giorni e riscaldare nel microonde prima di servire.

Nutrizione:

- Calorie: 330
- Carboidrati: 1,5g
- Proteina: 32.6g
- Grasso: 21,5g
- Zucchero: 0,2g
- Sodio: 458mg

Burger di farina di mandorle con formaggio di capra

Tempo di preparazione: 10 minuti
Tempo di cottura: 20 minuti
Porzioni: 2
Ingredienti:

- 2 bagel di farina di mandorle
- 2 cucchiai di formaggio di capra fresco
- 4 fette di salmone affumicato
- 2 pizzichi di sale e pepe
- 4 Ravanelli
- Aneto

Indicazioni:

1. Tagliare il bagel senza glutine a metà. Mettere le due metà nel tostapane per renderle croccanti.
2. Spalmare entrambe le fette di formaggio di capra fresco e aggiungere il salmone.
3. Guarnire il bagel con ravanelli e aneto.
4. Un pizzico di sale e pepe ed è pronto
5. Mettere ogni hamburger in un contenitore e conservarlo in frigorifero

Nutrizione:

- Calorie: 325
- Grasso: 29g
- Carboidrati: 4g
- Proteine 12g
- Zucchero: 0,9g

Salsiccia in padella con cavolo

Tempo di preparazione: 5 minuti
Tempo di cottura: 13 minuti
Porzioni: 2
Ingredienti:

- 1 cucchiaio di olio d'oliva
- 3/4 di tazza di cavolo verde tagliuzzato
- 3/4 di tazza di cavolo rosso grattugiato
- 1/4 di tazza di cipolla a dadini
- 1/4 di tazza di salsicce piccanti
- 1/4 di tazza di mozzarella grattugiata
- 1 cucchiaio di prezzemolo fresco e tritato
- Sale e pepe a piacere

Indicazioni:

1. Mettere una grande padella su un fornello a fuoco medio-alto e scaldare l'olio d'oliva. Immergere il cavolo e la cipolla nell'olio riscaldato. Lasciare riposare per circa 8-10 minuti o fino a quando le verdure sono tenere.
2. Tagliare la salsiccia a pezzetti. Mescolare con il cavolo e la cipolla e lasciare riposare altri 8 minuti.
3. Spalmare il formaggio sulla parte superiore
4. Coprire la padella con un coperchio e mettere da parte per 5 minuti per sciogliere.
5. Togliere il coperchio e mescolare gli ingredienti. Guarnire con sale, pepe e prezzemolo prima di servire.
6. Per assemblare il piatto, dividere il composto tra 2 contenitori; poi conservarlo in frigorifero

Nutrizione:

- Calorie: 316
- Grasso: 27.2g; Carboidrati: 4.9g
- Proteina 12.8g; Zucchero: 1.3g

Gratin di pollo e broccoli

Tempo di preparazione: 10 minuti
Tempo di cottura: 10 minuti
Porzioni: 2
Ingredienti:

- 1 libbra di petti di pollo
- 1/4 di tazza di burro di mandorle
- 100 cl di panna fresca
- 1 tazza di formaggio di capra
- 2 uova biologiche
- 2 spicchi d'aglio schiacciati
- 1 pizzico di sale
- 1 pizzico di pepe

Indicazioni:

1. Cuocere i broccoli in una pentola d'acqua per 10 minuti. Devono rimanere sodi.
2. Sciogliere il burro in una padella; aggiungere lo spicchio d'aglio schiacciato e il pollo salato e pepato. Lasciare che prenda un colore marrone.
3. Scolare i broccoli e mescolarli al pollo.
4. Sbattere le uova con la panna, il sale e il pepe. Mettere i broccoli e il pollo in una pirofila, coprirli con il composto di panna e cospargerli di formaggio grattugiato.
5. Mettere in forno a 390°F per 20 minuti.
6. Quando il gratin è pronto, metterlo da parte a raffreddare per 3 minuti
7. Tagliare il gratin in due metà o in quattro porzioni
8. Mettere ogni due porzioni di gratin in un contenitore in modo da avere due contenitori.

Nutrizione:

- Calorie: 612; Grasso: 48g
- Carboidrati: 11g; Proteina 34g; Zucchero: 1g

Capitolo 5. Ricette per la cena

Costolette facili che cadono dall'osso

Tempo di preparazione: 15 minuti
Tempo di cottura: 8 ore
Porzioni: 4
Ingredienti:

- 1 libbra di costolette di maiale
- 4 cucchiai di amino di cocco
- 1/4 di tazza di vino rosso secco
- 1/2 cucchiaino di pepe di Caienna
- 1 spicchio d'aglio, schiacciato
- 1 cucchiaino di miscela di erbe italiane
- 1 cucchiaio di burro
- 1 cucchiaino di pepe serrano, tritato
- 1 peperone italiano, tagliato sottile
- 1 cucchiaino di scorza di limone grattugiata

Indicazioni:

1. Ungere i lati e il fondo della pentola di coccio. Mettere la carne di maiale e i peperoni sul fondo.
2. Aggiungere gli altri ingredienti. Cuocere a fuoco lento per 9 ore a fuoco basso.

Nutrizione:

- Calorie: 192
- Grasso: 6.9g
- Carboidrati: 0.9g
- Proteina: 29.8g
- Fibra: 0,5g

Polpette ripiene di brie

Tempo di preparazione: 15 minuti
Tempo di cottura: 25 minuti
Porzioni: 5
Ingredienti:

- 2 uova, sbattute
- 1 libbra di carne di maiale macinata
- 1/3 di tazza di doppia panna
- 1 cucchiaio di prezzemolo fresco
- Sale kosher e pepe nero macinato
- 1 cucchiaino di rosmarino secco
- 10 (cubetti da 1 pollice) di formaggio brie
- 2 cucchiai di scalogno, tritato
- 2 spicchi d'aglio, tritati

Indicazioni:

1. Mescolare tutti gli ingredienti, tranne il formaggio brie, fino a quando tutto è ben incorporato.
2. Arrotolare il composto in 10 polpette. Mettere il formaggio al centro di ogni polpetta e arrotolare in una palla-arrostire nel forno preriscaldato a 0 gradi F per circa 20 minuti.

Nutrizione:

- Caloric: 302
- Grasso: 13g; Carboidrati: 1.9g
- Proteina: 33.4g; Fibra: 0.3g

Agnello arrosto

Tempo di preparazione: 15 minuti
Tempo di cottura: 2 ore e 30 minuti
Porzioni: 12
Ingredienti:

- 1-112 a 144 once di coscia d'agnello con osso, tagliata
- 1 tazza di brodo di pollo

Marinata:

- 1/3 di tazza di rosmarino fresco tritato

- 2 cucchiai di senape di Digione
- 2 cucchiai di olio d'oliva
- 8 spicchi d'aglio tritati
- 1 cucchiaino di salsa di soia a basso contenuto di sodio
- 1/2 cucchiaino di sale
- 1/2 cucchiaino di pepe

Indicazioni:
1. Preriscalda il tuo forno a 325°F.
2. Unire gli ingredienti della marinata e ricoprire l'agnello. Mettere in frigo con il coperchio per tutta la notte.
3. Posizionare l'agnello su una griglia utilizzando una teglia poco profonda con il lato grasso verso l'alto.
4. Cuocere senza coperchio per 1 ora e mezza.
5. Versare il brodo, poi coprire debolmente con la pellicola. Infornare per altre 1 ora e mezza o fino a quando la carne raggiunge il grado di cottura desiderato.
6. Lasciare raffreddare l'agnello per 10-15 minuti prima di affettarlo.

Nutrizione:

- Calorie: 246
- Carboidrati: 2g
- Fibra: 0g
- Grassi: 11g
- Sodio: 320 mg
- Proteine: 33g

Costolette di agnello al curry

Tempo di preparazione: 15 minuti
Tempo di cottura: 30 minuti
Porzioni: 2
Ingredienti:
- 4-4 once di costolette di agnello con l'osso
- 1 cucchiaio di olio di canola
- 3/4 di tazza di succo d'arancia
- 2 cucchiai di salsa teriyaki a basso contenuto di sodio
- 2 cucchiaini di scorza d'arancia grattugiata

- 1 cucchiaino di curry in polvere
- 1 spicchio d'aglio, tritato
- 1 cucchiaino di amido di mais
- 2 cucchiai di acqua fredda

Indicazioni:

1. Rosolare le costolette d'agnello su entrambi i lati sull'olio di canola.
2. Unire gli altri cinque ingredienti e versarli sulla padella. Coprire e lasciare cuocere a fuoco lento per 15-20 minuti o fino a quando l'agnello diventa tenero. Togliere dal fuoco e tenere in caldo.
3. Combinare gli ultimi due ingredienti fino ad ottenere un composto omogeneo. Mescolare nel grasso di cottura e far bollire per 2 minuti o finché non si addensa.
4. Servire con riso al vapore, se lo si desidera.

Nutrizione:

- Calorie: 337
- Carboidrati: 15g
- Fibra: 1g
- Grassi: 17g
- Sodio: 402 mg
- Proteine: 30g

Cotolette di maiale in salsa di cetrioli

Tempo di preparazione: 4 ore e 15 minuti
Tempo di cottura: 15 minuti
Porzioni: 4
Ingredienti:
Marinata:

- 16 once di filetto di maiale, tagliato a fette spesse ½ pollice
- 1 piccola cipolla tritata
- 2 cucchiai di succo di limone
- 1 cucchiaio di prezzemolo fresco tritato
- 2 spicchi d'aglio tritati
- 3/4 di cucchiaino di timo secco
- 1/8 di cucchiaino di pepe

Salsa al cetriolo:

- 1 piccolo pomodoro con semi e tritato
- 2/3 di tazza di yogurt normale, a basso contenuto di grassi
- 1/2 tazza di cetriolo con semi, tritato
- 1 cucchiaio di cipolla tritata finemente
- 1/2 cucchiaino di succo di limone
- 1/8 di cucchiaino di aglio in polvere

Indicazioni:

1. Mescolare tutti i componenti della marinata e marinare le braciole per 4 ore (o una notte). Coprire e mettere in frigo.
2. Unire tutti gli ingredienti della salsa di cetrioli e mescolare. Coprire e mettere in frigo.
3. Scolare e scartare la marinata, posizionare le braciole su una padella per broiler unta. Cuocere al forno per 6-8 minuti, ogni lato a 4 pollici dal calore. Servire con la salsa di cetrioli.

Nutrizione:

- Calorie: 177
- Carboidrati: 8g
- Fibra: 1g
- Grassi: 5g
- Sodio: 77 mg
- Proteine: 25g

Costolette di agnello alla griglia

Tempo di preparazione: 4 ore e 15 minuti
Tempo di cottura: 15 minuti
Porzioni: 4
Ingredienti:

- Costolette di lombo d'agnello da 8-3 once

Marinata:

- 1 piccola cipolla affettata
- 2 cucchiai di aceto di vino rosso
- 1 cucchiaio di succo di limone
- 1 cucchiaio di olio d'oliva

- 2 cucchiaini di rosmarino fresco tritato (sostituire 3/4 cucchiaini di secco tritato)
- 2 cucchiaini di senape di Digione
- 1 spicchio d'aglio tritato
- 1/2 cucchiaino di pepe
- 1/4 di cucchiaino di sale
- 1/4 di cucchiaino di zenzero macinato

Indicazioni:
1. Rivestire le costolette d'agnello con la miscela di marinata combinata. Coprire e mettere in frigo per 4 ore o una notte.
2. Scolare e scartare la marinata. Oliare leggermente la griglia.
3. Grigliate le costolette d'agnello da 4 a 7 minuti su ogni lato a fuoco medio. Servire.

Nutrizione:

- Calorie: 164
- Carboidrati: 0g
- Fibra: 0g
- Grassi: 8g
- Sodio: 112 mg
- Proteine: 21g

Maiale e orzo in una ciotola

Tempo di preparazione: 15 minuti
Tempo di cottura: 30 minuti
Porzioni: 6
Ingredienti:
- 24 once di filetto di maiale
- 1 cucchiaino di pepe macinato grossolanamente
- 2 cucchiai di olio d'oliva
- 3 litri d'acqua
- 1 1/4 tazze di pasta orzo, non cotta
- 1/4 di cucchiaino di sale
- 1-6 once di pacchetto di spinaci freschi
- 1 tazza di pomodori d'uva tagliati a metà
- 3/4 di tazza di formaggio feta, sbriciolato

Indicazioni:
1. Strofinare il pepe sulla carne di maiale; tagliarla a cubetti di un pollice. Scaldare l'olio a fuoco medio in una grande padella antiaderente e cuocere la carne di maiale per 8-10 minuti.
2. Nel frattempo, far bollire l'acqua e cuocere gli orzo. Aggiungere il sale. Tenere scoperto e cuocere per 8 minuti. Aggiungere gli spinaci e cuocere fino a quando l'orzo diventa tenero (circa 45-60 secondi). Scolare.
3. Aggiungere i pomodori e riscaldare. Aggiungere gli orzo e il formaggio.

Nutrizione:

- Calorie: 372 ; Carboidrati: 34g
- Fibra: 3g ; Grassi: 11g
- Sodio: 306 mg ; Proteine: 31g

Medaglione di maiale in salsa di capperi al limone

Tempo di preparazione: 5 minuti
Tempo di cottura: 30 minuti
Porzioni: 4
Ingredienti:
- 1-16 once di filetto di maiale, tagliato in 12 fette e appiattito a ¼ di pollice di spessore
- 1/2 tazza di farina universale
- 1/2 cucchiaino di sale
- 1/4 di cucchiaino di pepe
- 1 cucchiaio di burro
- 1 cucchiaio di olio d'oliva

Salsa:
- 1 tazza di brodo di pollo a basso contenuto di sodio
- 1/4 di tazza di vino bianco (o ¼ di tazza di brodo di pollo a basso contenuto di sodio)
- 1 spicchio d'aglio tritato
- 1 cucchiaio di capperi sgocciolati
- 1 cucchiaio di succo di limone
- 1/2 cucchiaino di rosmarino secco schiacciato

Indicazioni:

1. Rivestire le fette di maiale nella miscela di farina, pepe e sale.
2. Cuocere le fettine di maiale in più parti con la miscela di olio e burro fino a quando i succhi si sono liberati. Togliere dalla padella e tenere in caldo.
3. Unire i primi tre ingredienti nella stessa padella.
4. Mescolare per sciogliere i pezzi marroni. Portare a ebollizione fino a quando si riduce della metà, poi mescolare i restanti ingredienti fino a quando si riscalda. Servire con la carne di maiale.

Nutrizione:

- Calorie: 232
- Carboidrati: 7g
- Fibra: 0g
- Grassi: 10g
- Sodio: 589 mg
- Proteine: 24g

Filetto ripieno di stagione festiva

Tempo di preparazione: 15 minuti
Tempo di cottura: 60 minuti
Porzioni: 8
Ingredienti:

- 4 cucchiaini di olio d'oliva, divisi
- 2 scalogni tritati
- confezione da 1-8 once di funghi cremini affettati
- 3 spicchi d'aglio tritati, divisi
- 1 cucchiaio di timo fresco, tritato (aggiungere altro per guarnire)
- 1 1/2 cucchiaino di prezzemolo fresco, tritato (aggiungere altro per guarnire)
- 1/4 di tazza di sherry secco (o potete usare l'aceto di vino rosso)
- Da 32 a 40 once di filetto di manzo
- 1/2 tazza di pangrattato, grano intero fresco
- 1 cucchiaino di sale
- 1/2 cucchiaino di pepe nero

Indicazioni:
1. Preriscalda il tuo forno a 425°F.
2. Scaldare 2 cucchiai di olio a fuoco medio e cuocere gli scalogni per 5 minuti o fino a quando sono teneri. Aggiungere i funghi e mescolare finché non si ammorbidiscono (circa 8 minuti).
3. Unire l'aglio e le erbe e cuocere ancora un minuto prima di aggiungere lo sherry secco. Ridurre lo sherry della metà, poi toglierlo e lasciarlo raffreddare.
4. Tagliare la carne di manzo nel senso della lunghezza come le ali di una farfalla. Coprire con la plastica e pestare con un mazzuolo fino a uno spessore di mezzo pollice.
5. Mescolate il pangrattato al vostro composto di funghi prima di distribuirlo uniformemente sul manzo. Lasciare uno spazio di 1 pollice intorno al bordo.
6. Arrotolare la carne di manzo a rotolo e fissarla con uno spago da cucina all'intervallo di un pollice. Posizionare la carne arrotolata su una griglia all'interno di una teglia poco profonda.
7. Mescolare il resto degli ingredienti e strofinare sul manzo-arrosto per 35-40 minuti per una cottura media o secondo il grado di cottura desiderato.
8. Lasciarlo raffreddare 15-20 minuti con un foglio di alluminio allentato prima di tagliarlo. Servire con timo e prezzemolo extra.

Nutrizione:

- Calorie: 195; Carboidrati: 5g
- Fibra: 1g; Grassi: 9g
- Sodio: 381 mg; Proteine: 21g

Lombo di maiale italiano

Tempo di preparazione: 15 minuti
Tempo di cottura: 2 ore e 20 minuti
Porzioni: 2
Ingredienti:
- 1-40 once di lombo di maiale tagliato
- 1 cucchiaino di sale kosher
- 3 spicchi d'aglio schiacciato e sbucciato

- 2 cucchiai di olio extravergine d'oliva
- 2 cucchiai di rosmarino fresco, tritato
- 1 cucchiaio di scorza di limone, appena grattugiata
- 3/4 di tazza di vermut secco (o sostituire con vino bianco)
- 2 cucchiai di aceto di vino bianco

Indicazioni:
1. Legare la lonza con uno spago da cucina su due lati e al centro in modo che non si appiattisca.
2. Schiacciare il sale e l'aglio per fare una pasta. Mescolare gli altri ingredienti tranne il vermouth e l'aceto. Strofinare il composto su tutta la lonza e mettere in frigo senza coperchio per un'ora.
3. Arrostire la lonza a una temperatura preriscaldata di 375°F, girandola una o due volte per 40-50 minuti. Spostarla in un tagliere e lasciarla raffreddare per 10 minuti.
4. Mentre si raffredda, versare il vermouth e l'aceto nella padella da arrosto a temperatura medio-alta. Cuocere a fuoco lento per 2 o 4 minuti, raschiando i pezzi marroni e riducendo il liquido a metà.
5. Togliere lo spago e affettare l'arrosto. Aggiungere il succo in eccesso alla salsa e servire.

Nutrizione:

- Calorie: 182
- Carboidrati: 0.6g
- Fibra: 0.1g
- Grassi: 8.3g
- Sodio: 149 mg
- Proteina: 20.6g

Manzo mediterraneo al peperoncino

Tempo di preparazione: 15 minuti
Tempo di cottura: 25 minuti
Porzioni: 4
Ingredienti:
- 8 once di carne magra di manzo macinata
- 4 spicchi d'aglio tritati
- 3/4 di cucchiaino di sale, diviso

- 1/4 di cucchiaino di pepe
- 3 cucchiaini di olio d'oliva, divisi
- 1 cipolla rossa media affettata
- 2 zucchine medie, affettate
- 1 peperone verde di media grandezza
- 1-28 once di lattina di pomodori a dadi, non sgocciolati
- 1 cucchiaino di aceto di vino rosso
- 1 cucchiaino di basilico secco
- 1 cucchiaino di timo secco

Indicazioni:
1. Soffriggere il manzo in ¼ di cucchiaio di sale, aglio, pepe e un cucchiaino di olio a fuoco medio fino a quando il manzo diventa marrone. Scolare e togliere. Tenere in caldo.
2. Nella stessa padella, versare l'olio rimanente e soffriggere la cipolla. Aggiungere le zucchine e il peperone verde e mescolare per 4-6 minuti fino a quando non diventano croccanti.
3. Mescolare i restanti ingredienti. Aggiungere la carne di manzo e cuocere fino a quando non viene riscaldata - si consiglia di servire su pasta o riso integrale.

Nutrizione:

- Calorie: 204
- Carboidrati: 18g
- Fibra: 6g ; Grassi: 9g
- Sodio: 739 mg ; Proteine: 15g

Polpette in salsa di ciliegia

Tempo di preparazione: 30 minuti
Tempo di cottura: 15 minuti
Porzioni: 42
Ingredienti:
- 1 tazza di pangrattato, condito
- 1 piccola cipolla tritata
- 1 grande uovo leggermente sbattuto
- 3 spicchi d'aglio tritati
- 1 cucchiaino di sale

- 1/2 cucchiaino di pepe
- 16 once di manzo macinato al 90% di magro
- 16 once di carne di maiale macinata

Salsa:
- 1-21 oncia può riempire la torta di ciliegie
- 1/3 di tazza di sherry (o sostituire il brodo di pollo)
- 1/3 di tazza di aceto di sidro di mele
- 1/4 di tazza di salsa per bistecche
- 2 cucchiai di zucchero di canna
- 2 cucchiai di salsa di soia a basso contenuto di sodio
- 1 cucchiaino di miele

Indicazioni:
1. Preriscalda il tuo forno a 400°F.
2. Unire i primi sei elementi di fissaggio e mescolare bene. Aggiungere la carne macinata e mescolare bene. Formare il composto in palline da 1 pollice. Disporre in una teglia poco profonda su una griglia unta.
3. Cuocere per 11-13 minuti o fino a cottura ultimata. Scolare il succo su un tovagliolo di carta.
4. In una casseruola di grandi dimensioni, combinare tutti gli ingredienti della salsa. Far bollire la salsa a fuoco medio. Cuocere a fuoco lento scoperto per 2 o 3 minuti o fino a quando si addensa. Aggiungere le polpette e mescolare delicatamente fino a quando non sono riscaldate.

Nutrizione:

- Calorie: 76
- Carboidrati: 7g
- Fibra: 0g
- Grassi: 3g
- Sodio: 169 mg

Maiale in salsa di formaggio blu

Tempo di preparazione: 15 minuti
Tempo di cottura: 30 minuti
Porzioni: 6
Ingredienti:

- 2 libbre di arrosto di maiale con taglio centrale, disossato e tagliato in 6 pezzi
- 1 cucchiaio di amino di cocco
- 6 once di formaggio blu
- 1/3 di tazza di panna pesante
- 1/3 di tazza di vino porto
- 1/3 di tazza di brodo vegetale arrostito, preferibilmente fatto in casa
- 1 cucchiaino di scaglie di peperoncino secco
- 1 cucchiaino di rosmarino secco
- 1 cucchiaio di strutto
- 1 scalogno, tritato
- 2 spicchi d'aglio, tritati
- Sale
- Grani di pepe nero macinati

Indicazioni:

1. Strofinare ogni pezzo di maiale con sale, grani di pepe nero e rosmarino.
2. Sciogliere lo strutto in una casseruola a fuoco moderato. Far rosolare la carne di maiale su tutti i lati per circa 15 minuti; mettere da parte.
3. Cuocere lo scalogno e l'aglio finché non si sono ammorbiditi. Aggiungere il vino di porto per raschiare eventuali pezzetti marroni dal fondo.
4. Regolare a medio-basso, aggiungere i restanti ingredienti; continuare a cuocere a fuoco lento fino a quando la salsa si è addensata e ridotta.

Nutrizione:

- Calorie: 34; Grasso: 18.9g
- Carboidrati: 1.9g; Proteine: 40.3g; Fibra: 0.3g

Mississippi Pulled Pork

Tempo di preparazione: 15 minuti
Tempo di cottura: 6 ore
Porzioni: 4
Ingredienti:

- 1 libbra e mezza di spalla di maiale
- 1 cucchiaio di salsa di fumo liquido
- 1 cucchiaino di polvere di chipotle
- Confezione di condimento per salsa Au Jus
- 2 cipolle, tagliate a spicchi
- Sale kosher
- Pepe nero macinato

Indicazioni:

1. Mescolare la salsa di fumo liquido, la polvere di chipotle, il pacchetto di condimento Au Jus gravy, il sale e il pepe. Massaggiare la miscela di spezie nella carne di maiale su tutti i lati.
2. Avvolgere nella pellicola trasparente e lasciare marinare in frigorifero per 3 ore.
3. Preparare la griglia per il calore indiretto. Mettete l'arrosto di maiale sulla griglia sopra una leccarda e copritelo con le cipolle; coprite la griglia e cuocete per circa 6 ore.
4. Trasferire la carne di maiale su un tagliere. Ora, sminuzzare la carne in pezzi della grandezza di un morso usando due forchette.

Nutrizione:

- Calorie: 350; Grasso: 11g
- Carboidrati: 5g; Proteina: 53.6g; Fibra: 2.2g

Salsa di tacchino piccante e al formaggio

Tempo di preparazione: 15 minuti
Tempo di cottura: 25 minuti
Porzioni: 4
Ingredienti:

- 1 peperoncino Fresno, decorticato e tritato
- 1 ½ tazze di ricotta, crema, 4% di grasso, ammorbidita

- 1/4 di tazza di panna acida
- 1 cucchiaio di burro a temperatura ambiente
- 1 scalogno, tritato
- 1 cucchiaino di aglio schiacciato
- 1 libbra di tacchino macinato
- 1/2 tazza di formaggio di capra, tagliuzzato
- Sale e pepe nero, a piacere
- 1 ½ tazza di gruviera, tagliuzzato

Indicazioni:

1. Sciogliere il burro in una padella a fuoco moderato. Ora, soffriggere la cipolla e l'aglio fino a quando non si sono ammorbiditi.
2. Mescolare il tacchino macinato e continuare a cuocere fino a quando non è più rosa.
3. Trasferire il composto saltato in una pirofila leggermente unta. Aggiungere la ricotta, la panna acida, il formaggio di capra, il sale, il pepe e il peperoncino.
4. Coprire con il formaggio Gruyere tagliuzzato. Cuocere a 350 gradi F entro 20 minuti nel forno preriscaldato o fino a quando è caldo e spumeggiante in cima.

Nutrizione:

- Calorie: 284
- Grasso: 19g
- Carboidrati: 3.2g
- Proteine: 26g
- Fibra: 1.6g

Chorizo di tacchino con Bok Choy

Tempo di preparazione: 15 minuti
Tempo di cottura: 50 minuti
Porzioni: 4
Ingredienti:

- 4 Chorizo di tacchino dolce, affettato
- 1/2 tazza di latte intero
- 6 once di formaggio Gruyere, preferibilmente grattugiato fresco

- 1 cipolla gialla, tritata
- Sale grosso
- Pepe nero macinato
- 1 libbra di Bok choy, le estremità del gambo duro sono state tagliate
- 1 tazza di crema di funghi
- 1 cucchiaio di strutto a temperatura ambiente

Indicazioni:

1. Sciogliere lo strutto in una padella antiaderente a fiamma moderata; cuocere la salsiccia Chorizo per circa 5 minuti, mescolando di tanto in tanto per garantire una cottura uniforme; riservare.
2. Aggiungere la cipolla, il sale, il pepe, il Bok choy e la crema di zuppa di funghi. Continuare a cuocere per altri 4 minuti o finché le verdure non si sono ammorbidite.
3. Mettere la pastella in una casseruola leggermente oliata. Ricoprire con il Chorizo riservato.
4. In una terrina, combinare accuratamente il latte e il formaggio. Versare il composto di formaggio sulla salsiccia.
5. Coprire con un foglio di alluminio e cuocere a 36 gradi F per circa 35 minuti.

Nutrizione:

- Calorie: 18
- Grasso: 12g
- Carboidrati: 2.6g
- Proteine: 9.4g
- Fibra: 1g

Petti di pollo piccanti

Tempo di preparazione: 15 minuti
Tempo di cottura: 30 minuti
Porzioni: 6
Ingredienti:

- 1 libbra e mezza di petti di pollo
- 1 peperone, decorticato e tritato
- 1 porro, tritato

- 1 pomodoro, purea
- 2 cucchiai di coriandolo
- 2 spicchi d'aglio, tritati
- 1 cucchiaino di pepe di Caienna
- 1 cucchiaino di timo secco
- 1/4 di tazza di amino di cocco
- Sale marino
- Pepe nero macinato

Indicazioni:
1. Strofinare ogni petto di pollo con aglio, pepe di cayenna, timo, sale e pepe nero. Cuocere il pollo in una casseruola a fuoco medio-alto.
2. Far rosolare per circa 5 minuti fino a doratura su tutti i lati. Aggiungere la passata di pomodoro e l'amino di cocco e portare a ebollizione. Aggiungere il pepe, il porro e il coriandolo.
3. Ridurre il fuoco a fuoco lento. Continuare a cuocere, parzialmente coperto, per circa 20 minuti.

Nutrizione:

- Calorie: 239
- Grasso: 6g
- Carboidrati: 5.5g
- Proteina: 34.3g
- Fibra: 1g

Culo di Boston salato

Tempo di preparazione: 15 minuti
Tempo di cottura: 1 ora e 20 minuti
Porzioni: 8
Ingredienti:
- 1 cucchiaio di strutto a temperatura ambiente
- 2 libbre di culo di Boston, a cubetti
- Sale e pepe appena macinato
- 1/2 cucchiaino di senape in polvere
- Un mazzo di cipollotti, tritati
- 2 spicchi d'aglio, tritati

- 1/2 cucchiaio di cardamomo macinato
- 2 pomodori, passati
- 1 peperone, decorticato e tritato
- 1 peperone jalapeno, decorticato e tritato finemente
- 1/2 tazza di latte di cocco non zuccherato
- 2 tazze di brodo di osso di pollo

Indicazioni:
1. In un wok, sciogliere lo strutto a fuoco moderato. Massaggiare la pancia di maiale con sale, pepe e senape in polvere.
2. Far rosolare la carne di maiale per 8-10 minuti, mescolando periodicamente per assicurare la cottura; mettere da parte e tenere in caldo.
3. Nello stesso wok, soffriggere i cipollotti, l'aglio e il cardamomo. Versare le verdure saltate insieme alla carne di maiale riservata nella pentola a fuoco lento.
4. Aggiungere gli altri ingredienti, coprire con il coperchio e cuocere per 1 ora e 10 minuti a fuoco basso.

Nutrizione:

- Calorie: 369
- Grasso: 20.2g
- Carboidrati: 2.9g
- Proteine: 11.3g
- Fibra: 0.7g

Gulasch alla vecchia maniera

Tempo di preparazione: 15 minuti
Tempo di cottura: 9 ore 10 minuti
Porzioni: 4
Ingredienti:
- 1 libbra e mezza di carne di maiale, tagliata a pezzi
- 1 cucchiaino di paprika dolce ungherese
- 2 peperoncini ungheresi, decorticati e tritati
- 1 tazza di porri, tritati
- 1 ½ cucchiaio di strutto
- 1 cucchiaino di semi di cumino, macinati

- 4 tazze di brodo vegetale
- 2godori d'aglio, schiacciati
- 1 cucchiaino di pepe di Caienna
- 2 tazze di salsa di pomodoro con erbe
- 1 libbra e mezza di carne di maiale, tagliata a pezzi
- 1 cucchiaino di paprika dolce ungherese
- 2 peperoncini ungheresi, decorticati e tritati
- 1 tazza di porri, tritati
- 1 ½ cucchiaio di strutto
- 1 cucchiaino di semi di cumino, macinati
- 4 tazze di brodo vegetale
- 2godori d'aglio, schiacciati
- 1 cucchiaino di pepe di Caienna
- 2 tazze di salsa di pomodoro con erbe

Indicazioni:

1. Sciogliere lo strutto in una pentola dal fondo pesante a fuoco medio-alto. Far rosolare la carne di maiale per 5-6 minuti fino a quando è appena rosolata su tutti i lati; mettere da parte.
2. Aggiungere i porri e l'aglio; continuare a cuocere finché non si sono ammorbiditi.
3. Mettete la carne di maiale riservata insieme al soffritto nella vostra pentola di coccio. Mettete gli altri elementi e mescolate per combinare.
4. Coprire con il coperchio e cuocere a fuoco lento per 9 ore sull'impostazione più bassa.

Nutrizione:

- Calorie: 456
- Grasso: 27g
- Carboidrati: 6.7g
- Proteine: 32g
- Fibra: 3.4g

Pane piatto con paté di fegato di pollo

Tempo di preparazione: 15 minuti
Tempo di cottura: 2 ore e 15 minuti
Porzioni: 4
Ingredienti:
- 1 cipolla gialla, tritata finemente
- 10 once di fegatini di pollo
- 1/2 cucchiaino di miscela di condimento mediterraneo
- 4 cucchiai di olio d'oliva
- 1 spicchio d'aglio, tritato

Per il pane piatto:
- 1 tazza di acqua tiepida
- 1/2 bastone di burro
- 1/2 tazza di farina di lino
- 1 ½ cucchiaio di bucce di psillio
- 1 ¼ di tazza di farina di mandorle

Indicazioni:
1. Pulire i fegatini di pollo con la miscela di condimento, l'olio d'oliva, la cipolla e l'aglio nel vostro robot da cucina; riservare.
2. Mescolare gli ingredienti secchi per la focaccia. Mescolare tutti gli ingredienti umidi. Sbattere per combinare bene.
3. Mettere da parte a temperatura ambiente entro 2 ore. Dividere l'impasto in 8 palline e stenderle su una superficie piana.
4. In una padella leggermente unta, cuocete la vostra focaccia per 1 minuto su ogni lato o fino a doratura.

Nutrizione:

- Calorie: 395
- Grasso: 30.2g
- Carboidrati: 3.6g
- Proteina: 17.9g
- Fibra: 0,5g

Pollo della domenica con insalata di cavolfiore

Tempo di preparazione: 15 minuti
Tempo di cottura: 20 minuti
Porzioni: 2
Ingredienti:

- 1 cucchiaino di paprika piccante
- 2 cucchiai di basilico fresco, sminuzzato
- 1/2 tazza di maionese
- 1 cucchiaino di senape
- 2 cucchiaini di burro
- 2 ali di pollo
- 1/2 tazza di formaggio cheddar, tagliuzzato
- Sale marino
- Pepe nero macinato
- 2 cucchiai di sherry secco
- 1 scalogno, tritato finemente
- 1/2 testa di cavolfiore

Indicazioni:

1. Bollire il cavolfiore con acqua salata in una pentola finché non si è ammorbidito; tagliarlo in piccole cimette e metterlo in un'insalatiera.
2. Sciogliere il burro in una casseruola a fuoco medio-alto. Cuocere il pollo per circa 8 minuti o fino a quando la pelle è croccante e dorata. Condire con paprika piccante, sale e pepe nero.
3. Frullare la maionese, la senape, lo sherry secco e lo scalogno e condire l'insalata. Aggiungere il formaggio cheddar e il basilico fresco.

Nutrizione:

- Calorie: 444
- Grasso: 36g
- Carboidrati: 5.7g
- Proteina: 20.6g
- Fibra: 4.3g

Autentico kebab di tacchino

Tempo di preparazione: 15 minuti
Tempo di cottura: 30 minuti
Porzioni: 6
Ingredienti:

- 1 libbra e mezza di petto di tacchino, a cubetti
- 3 peperoni spagnoli, affettati
- 2 zucchine, tagliate a fette spesse
- 1 cipolla, tagliata a spicchi
- 2 cucchiai di olio d'oliva a temperatura ambiente
- 1 cucchiaio di condimento ranch secco

Indicazioni:

1. Infilare i pezzi di tacchino e le verdure sugli spiedini di bambù. Cospargere gli spiedini con condimento ranch secco e olio d'oliva.
2. Grigliate i vostri spiedini per circa 10 minuti, girandoli periodicamente per garantire una cottura uniforme.
3. Avvolgere gli spiedini in un foglio di alluminio prima di metterli in contenitori ermetici; conservarli in frigorifero per un massimo di 3 giorni.

Nutrizione:

- Calorie: 2
- Grasso: 13.8g
- Carboidrati: 6.7g
- Proteine: 25.8g
- Fibra: 1.2g

Bocconcini di pancetta di tacchino alla messicana

Tempo di preparazione: 5 minuti
Tempo di cottura: 0 minuti
Porzioni: 8
Ingredienti:

- 4 once di pancetta di tacchino, tritata
- 4 once di formaggio Neufchatel

- 1 cucchiaio di burro, freddo
- 1 peperone jalapeno, decorticato e tritato
- 1 cucchiaino di origano messicano
- 2 cucchiai di scalogno, tritato finemente

Indicazioni:

1. Mescolare tutti gli elementi di fissaggio in una ciotola. Arrotolare il composto in 8 palline. Servire.

Nutrizione:

- Calorie: 19
- Grasso: 16.7g; Carboidrati: 2.2g
- Proteina: 8.8g; Fibra: 0.3g

Capitolo 6. Pane e pizza

Pane piatto italiano senza glutine

Tempo di preparazione: 15 minuti
Tempo di cottura: 30 minuti
Porzioni: 8
Ingredienti:

- 1 cucchiaio di sidro di mela
- 2 cucchiai di acqua
- ½ tazza di yogurt
- 2 cucchiai di burro
- 2 cucchiai di zucchero
- 2 uova
- 1 cucchiaino di gomma xantana
- ½ cucchiaino di sale
- 1 cucchiaino di bicarbonato di sodio
- 1 ½ cucchiaino di lievito in polvere
- ½ tazza di fecola di patate, non di farina di patate
- ½ tazza di farina di tapioca
- ¼ di tazza di farina di riso integrale
- 1/3 di tazza di farina di sorgo

Indicazioni:

1. Con la carta pergamena, foderare una teglia di 8 x 8 pollici e ungere la carta pergamena. Preriscaldare il forno a 375°F.
2. Mescolare la gomma xantana, il sale, il bicarbonato di sodio, il lievito in polvere, tutte le farine e l'amido in una grande ciotola.
3. Sbattere bene lo zucchero e le uova in una ciotola media fino ad ottenere una crema. Aggiungere l'aceto, l'acqua, lo yogurt e il burro. Sbattere accuratamente.
4. Versare il composto di uova in una ciotola di farina e mescolare bene. Trasferire l'impasto appiccicoso nella teglia preparata e cuocere in forno per 25-30 minuti.

5. Se le cime del pane cominciano a dorarsi molto, coprite la parte superiore con un foglio di alluminio e continuate a cuocere fino a cottura ultimata.
6. Togliere subito dal forno e dalla padella e lasciare raffreddare. Meglio se servito caldo.

Nutrizione:

- Calorie: 166
- Carboidrati: 27.8g
- Proteina: 3.4g
- Grasso: 4.8g

Pizza a colazione

Tempo di preparazione: 15 minuti
Tempo di cottura: 30 minuti
Porzioni: 6
Ingredienti:
- 2 cucchiai di farina di cocco
- 2 tazze di cavolfiore, grattugiato
- ½ cucchiaino di sale
- 1 cucchiaio di polvere di buccia di psyllium
- 4 uova

Guarnizioni:
- Avocado
- Salmone affumicato
- Erbe
- Olio d'oliva
- Spinaci

Indicazioni:
1. Scaldare il forno a 360 gradi, poi ungere una teglia da pizza.
2. Mescolare tutti gli ingredienti in una ciotola, tranne le guarnizioni, e tenere da parte.
3. Versare l'impasto della pizza sulla teglia e modellarlo in una crosta uniforme con le mani.
4. Ricoprire la pizza con le guarnizioni e trasferirla nel forno.
5. Cuocere entro 15 minuti fino a doratura e togliere dal forno per servire.

Nutrizione:

- Calorie: 454
- Carboidrati: 16g
- Grassi: 31g
- Proteine: 22g
- Sodio: 1325mg
- Zucchero: 4.4g

Pizza con farina di cocco

Tempo di preparazione: 15 minuti
Tempo di cottura: 35 minuti
Porzioni: 4
Ingredienti:

- 2 cucchiai di polvere di buccia di psyllium
- ¾ di tazza di farina di cocco
- 1 cucchiaino di aglio in polvere
- ½ cucchiaino di sale
- ½ cucchiaino di bicarbonato di sodio
- 1 tazza di acqua bollente
- 1 cucchiaino di aceto di sidro di mele
- 3 uova

Guarnizioni:

- 3 cucchiai di salsa di pomodoro
- 1½ oz. di mozzarella
- 1 cucchiaio di basilico, appena tritato

Indicazioni:

1. Scaldate il forno a 350 gradi F, poi oliate una teglia.
2. Mescolare la farina di cocco, il sale, la polvere di buccia di psyllium e l'aglio in polvere fino a combinare bene. Aggiungere le uova, l'aceto di sidro di mele e il bicarbonato e impastare con acqua bollente.
3. Mettete la pasta su una teglia da forno e coprite con le guarnizioni: cuocete entro 20 minuti. Sformare e servire caldo.

Nutrizione:

- Calorie: 173
- Carboidrati: 16.8g
- Grassi: 7.4g
- Proteine: 10.4g
- Sodio: 622mg
- Zucchero: 0,9g

Mini croste di pizza

Tempo di preparazione: 15 minuti
Tempo di cottura: 20 minuti
Porzioni: 4
Ingredienti:
- 1 tazza di farina di cocco, setacciata
- 8 uova grandi, 5 uova intere e 3 albumi
- ½ cucchiaino di lievito in polvere
- Spezie italiane, a piacere
- Sale e pepe nero, a piacere

Per la salsa della pizza:
- 2godori d'aglio, schiacciati
- 1 cucchiaino di basilico secco
- ½ tazza di salsa di pomodoro
- ¼ di cucchiaino di sale marino

Indicazioni:
1. Scaldate il forno a 350 gradi F, poi oliate una teglia.
2. Mescolare le uova e gli albumi in una grande ciotola. Mescolare la farina di cocco, il lievito, le spezie italiane, il sale e il pepe nero.
3. Fare delle piccole palline di pasta da questo impasto e premerle sulla teglia.
4. Trasferire nel forno e cuocere per circa 20 minuti. Lasciare raffreddare le basi della pizza e tenere da parte.
5. Unire tutti gli ingredienti per la salsa di pizza e lasciare riposare a temperatura ambiente per mezz'ora.
6. Spalmare questa salsa di pizza sulle croste di pizza e servire.

Nutrizione:

- Calorie: 170; Carboidrati: 5.7g
- Grassi: 10,5g; Proteine: 13.6g
- Sodio: 461mg; Zucchero: 2.3g

Pizza al salame piccante

Tempo di preparazione: 15 minuti
Tempo di cottura: 40 minuti
Porzioni: 4
Ingredienti:

- Crosta
- 6 once di mozzarella, tagliuzzata
- 4 uova

Topping:

- 1 cucchiaino di origano secco
- 1½ oz. di salame piccante
- 3 cucchiai di concentrato di pomodoro
- 5 once di mozzarella, tagliuzzata
- Olive

Indicazioni:

1. Scaldare il forno a 100 gradi F e ungere una teglia
2. Sbattere le uova e il formaggio in una ciotola e distribuire su una teglia.
3. Trasferire nel forno e cuocere per circa 15 minuti fino a quando è dorato. Togliere dal forno e lasciare raffreddare.
4. Aumentare la temperatura del forno a 450 gradi F. Spalmare la pasta di pomodoro sulla crosta e coprire con origano, salame, formaggio e olive in cima.
5. Cuocere di nuovo entro 10 minuti e servire caldo.

Nutrizione:

- Calorie: 356 ; Carboidrati: 6.1g
- Grassi: 23.8g ; Proteine: 30.6g
- Sodio: 790mg; Zucchero: 1.8g

Pizza Low Carb con crosta sottile

Tempo di preparazione: 15 minuti
Tempo di cottura: 25 minuti
Porzioni: 6
Ingredienti:

- 2 cucchiai di salsa di pomodoro
- 1/8 di cucchiaino di pepe nero
- 1/8 di cucchiaino di fiocchi di peperoncino
- 1 pezzo di pane pita a basso contenuto di carboidrati
- 2 once di mozzarella a bassa umidità
- 1/8 di cucchiaino di aglio in polvere

Guarnizioni:

- Pancetta
- Peperoni rossi arrostiti
- Spinaci
- Olive
- Pesto
- Carciofi
- Salame
- Pepperoni
- Arrosto di manzo
- Prosciutto
- Avocado
- Ham
- Pasta di peperoncino
- Sriracha

Indicazioni:

1. Scaldate il forno a 450 gradi F, poi oliate una teglia.
2. Mescolare la salsa di pomodoro, il pepe nero, i fiocchi di peperoncino e l'aglio in polvere in una ciotola e tenere da parte.
3. Mettere il pane pita a basso contenuto di carboidrati nel forno e cuocere per circa 2 minuti. Togliere dal forno e spalmare la salsa di pomodoro.
4. Aggiungete la mozzarella e completate con le vostre guarnizioni preferite. Cuocere di nuovo per 3 minuti e servire.

Nutrizione:

- Calorie: 254; Carboidrati: 12.9g
- Grassi: 16g; Proteine: 19.3g
- Sodio: 255mg; Zucchero: 2.8g

Pizza con pollo al barbecue

Tempo di preparazione: 15 minuti
Tempo di cottura: 30 minuti
Porzioni: 4
Ingredienti:
- Crosta per pizza senza latte
- 6 cucchiai di parmigiano
- 6 uova grandi
- 3 cucchiai di polvere di buccia di psyllium
- Sale e pepe nero, a piacere
- 1½ cucchiaino di condimento italiano

Guarnizioni:
- 6 once di pollo da rosticceria, tagliuzzato
- 4 once di formaggio cheddar
- 1 cucchiaio di maionese
- 4 cucchiai di salsa di pomodoro
- 4 cucchiai di salsa BBQ

Indicazioni:
1. Scaldare il forno a 400 gradi F e ungere una teglia.
2. Mettere tutti gli ingredienti del Pizza Crust in un frullatore a immersione e frullare fino ad ottenere un composto omogeneo. Distribuire il composto di pasta sulla teglia e trasferirlo nel forno.
3. Cuocere per circa 10 minuti e aggiungere le guarnizioni preferite. Cuocere per circa 3 minuti e servire.

Nutrizione:

- Calorie: 356; Carboidrati: 2.9g
- Grassi: 24,5g; Proteine: 24,5g
- Sodio: 396mg; Zucchero: 0,6g

Pizza con crosta di pollo di Buffalo

Tempo di preparazione: 15 minuti
Tempo di cottura: 25 minuti
Porzioni: 6
Ingredienti:
- 1 tazza di mozzarella di latte intero, sminuzzata
- 1 cucchiaino di origano secco
- 2 cucchiai di burro
- 1 libbra di cosce di pollo, senza osso e senza pelle
- 1 uovo grande
- ¼ di cucchiaino di pepe nero
- ¼ di cucchiaino di sale
- 1 gambo di sedano
- 3 cucchiai di Franks Red Hot Original
- 1 gambo di cipolla verde
- 1 cucchiaio di panna acida
- 1 oncia di formaggio bleu, sbriciolato

Indicazioni:
1. Scaldare il forno a 400 gradi F e ungere una teglia.
2. Lavorare le cosce di pollo in un robot da cucina fino ad ottenere un impasto omogeneo. Trasferire in una grande ciotola e aggiungere l'uovo, ½ tazza di mozzarella tagliuzzata, origano, pepe nero e sale per formare un impasto.
3. Distribuire l'impasto di pollo nella teglia e trasferirlo nel forno. Cuocere per circa 25 minuti e tenere da parte.
4. Nel frattempo, scaldare il burro e aggiungere il sedano, e cuocere per circa 4 minuti-Mescolare Franks Red Hot Original con la panna acida in una piccola ciotola.
5. Distribuire il composto di salsa sulla crosta, stratificare con il sedano cotto e la rimanente ½ tazza di mozzarella e il formaggio bleu. Infornare di nuovo entro 10 minuti, fino a quando il formaggio è sciolto.

Nutrizione:

- Calorie: 172; Carboidrati: 1g
- Grassi: 12,9g; Proteine: 13.8g
- Sodio: 172mg; Zucchero: 0,2g

Pizza al basilico con peperoni freschi

Tempo di preparazione: 15 minuti
Tempo di cottura: 25 minuti
Porzioni: 3
Ingredienti:
Pizza Base:

- ½ tazza di farina di mandorle
- 2 cucchiai di formaggio cremoso
- 1 cucchiaino di condimento italiano
- ½ cucchiaino di pepe nero
- 6 once di mozzarella
- 2 cucchiai di buccia di psillio
- 2 cucchiai di parmigiano fresco
- 1 uovo grande
- ½ cucchiaino di sale

Guarnizioni:

- 4 once di formaggio cheddar, tagliuzzato
- ¼ di tazza di salsa marinara
- 2/3 di peperone medio
- 1 pomodoro medio a vite
- 3 cucchiai di basilico fresco tritato

Indicazioni:

1. Scaldare il forno a 400 gradi F e ungere una teglia.
2. Cuocere la mozzarella al microonde per circa 30 secondi e coprirla con la crosta di pizza rimanente.
3. Aggiungere i restanti ingredienti della pizza al formaggio e mescolare. Appiattire l'impasto e trasferirlo nel forno.
4. Cuocere per circa 10 minuti. Togliere e coprire la pizza con le guarnizioni e cuocere per altri 10 minuti. Togliere la pizza dal forno e lasciarla raffreddare.

Nutrizione:

- Calorie: 411
- Carboidrati: 6.4g
- Grassi: 31.3g
- Proteine: 22.2g
- Sodio: 152mg
- Zucchero: 2.8g

Panini con salsa di fichi

Tempo di preparazione: 15 minuti
Tempo di cottura: 30 minuti
Porzioni: 4
Ingredienti:
- Parmigiano grattugiato, per guarnire
- Olio d'oliva
- Rucola
- Foglie di basilico
- Formaggio Toma, grattugiato o a fette
- Burro dolce
- 4 fette di ciabatta

Relish di fichi:
- 1 cucchiaino di senape secca
- Pizzico di sale
- 1 cucchiaino di semi di senape
- ½ tazza di aceto di sidro di mele
- ½ tazza di zucchero
- ½ libbra di fichi di Missione, pelati e decorticati

Indicazioni:
1. Creare la salsa di fichi tritando i fichi. Poi mettete tutti gli ingredienti, eccetto la senape secca, in un pentolino e fate sobbollire per 30 minuti fino a quando non diventa simile alla marmellata.
2. Condire con senape secca a seconda dei gusti e lasciare raffreddare prima di mettere in frigo.

3. Spalmare il burro dolce su due fette di ciabatta e disporre i seguenti strati: formaggio, foglie di basilico, rucola e salsa di fichi, poi coprire con la fetta di pane rimanente.
4. Grigliate il Panini fino a quando il formaggio è sciolto e il pane è croccante e rigato.

Nutrizione:

- Calorie: 264
- Carboidrati: 55.1g
- Proteina: 6.0g
- Grasso: 4.2g

Quesadilla di frutta e formaggio

Tempo di preparazione: 15 minuti
Tempo di cottura: 15 minuti
Porzioni: 1
Ingredienti:
- ¼ di tazza di formaggio jack grattugiato a mano
- ½ tazza di mango fresco tritato finemente
- 1 grande tortilla integrale
- 1 cucchiaio di coriandolo fresco tritato

Indicazioni:
1. In una ciotola media, mescolare il coriandolo e il mango.
2. Mettere la miscela di mango nella tortilla e coprire con il formaggio.
3. Mettere in un forno preriscaldato a 350°F e cuocere fino a quando il formaggio non si è sciolto completamente, circa 10-15 minuti.

Nutrizione:

- Calorie: 169
- Grasso: 9g
- Proteine: 7g
- Carboidrati: 15g

Focaccia senza glutine con aglio e pomodoro

Tempo di preparazione: 15 minuti
Tempo di cottura: 20 minuti
Porzioni: 8
Ingredienti:

- 1 uovo
- ½ cucchiaino di succo di limone
- 1 cucchiaio di miele
- 4 cucchiai di olio d'oliva
- Un pizzico di zucchero
- 1 ¼ di tazza di acqua calda
- 1 cucchiaio di lievito secco attivo
- 2 cucchiaini di rosmarino, tritato
- 2 cucchiaini di timo, tritato
- 2 cucchiai di basilico, tritato
- 2 spicchi d'aglio, tritati
- 1 ¼ cucchiaino di sale marino
- 2 cucchiai di gomma xantana
- ½ tazza di farina di miglio
- 1 tazza di fecola di patate, non di farina
- 1 tazza di farina di sorgo
- Farina di mais senza glutine per spolverare

Indicazioni:

1. Per 5 minuti, accendere il forno e poi spegnerlo tenendo la porta del forno chiusa.
2. In una piccola ciotola, mescolare acqua calda e un pizzico di zucchero. Aggiungere il lievito e mescolare delicatamente. Lasciare per 7 minuti.
3. In una grande ciotola, sbattere bene le erbe, l'aglio, il sale, la gomma xantana, l'amido e le farine.
4. Una volta che il lievito ha fatto la prova, versare in una ciotola di farina. Sbattere con l'uovo, il succo di limone, il miele e l'olio d'oliva. Mescolare accuratamente e mettere in una teglia quadrata ben unta, spolverata con farina di mais.
5. Ricoprite con aglio fresco, altre erbe e pomodori affettati. Mettete nel forno riscaldato e lasciate lievitare per mezz'ora.

6. Accendere il forno a 375ºF e, dopo il preriscaldamento, impostarlo per 20 minuti. La focaccia è pronta quando le cime sono leggermente dorate.
7. Togliere dal forno e dalla padella immediatamente e lasciare raffreddare. Meglio se servito caldo.

Nutrizione:

- Calorie: 251
- Carboidrati: 38.4g
- Proteina: 5.4g
- Grasso: 9.0g

Involtini all'aglio e rosmarino

Tempo di preparazione: 15 minuti
Tempo di cottura: 20 minuti
Porzioni: 8
Ingredienti:
- 2 spicchi d'aglio, tritati
- 1 cucchiaino di rosmarino secco schiacciato
- ½ cucchiaino di aceto di sidro di mele
- 2 cucchiai di olio d'oliva
- 2 uova
- 1 ¼ di cucchiaino di sale
- 1 ¾ cucchiaino di gomma xantana
- ½ tazza di amido di tapioca
- ¾ di tazza di farina di riso integrale
- 1 tazza di farina di sorgo
- 2 cucchiai di lievito attivo secco
- 1 cucchiaio di miele
- ¾ di tazza di acqua calda

Indicazioni:
1. Mescolare bene acqua e miele in una piccola ciotola e aggiungere il lievito. Lasciare riposare per 7 minuti esatti.
2. In una grande ciotola, mescolare con un mixer a pale: aglio, rosmarino, sale, gomma xantana, farina di sorgo, amido di tapioca e farina di riso integrale.

3. In una ciotola media, sbattere l'aceto, l'olio d'oliva e le uova.
4. Nella ciotola dei fissaggi secchi, versare la miscela di aceto e lievito e mescolare bene.
5. Ungere una teglia da 12 muffin con spray da cucina. Trasferire l'impasto in modo uniforme in 12 teglie da muffin e lasciarlo 20 minuti a lievitare.
6. Poi preriscaldare il forno a 375°F e cuocere i panini fino a quando le cime sono dorate, circa 17-19 minuti.
7. Togliere immediatamente i panini dal forno e dalle teglie per muffin e lasciarli raffreddare. Meglio se serviti caldi.

Nutrizione:

- Calorie: 200
- Carboidrati: 34.3g
- Proteina: 4.2g
- Grasso: 5.4g

Hamburger alla griglia con funghi

Tempo di preparazione: 15 minuti
Tempo di cottura: 10 minuti
Porzioni: 4
Ingredienti:
- 2 lattughe bibb, dimezzate
- 4 fette di cipolla rossa
- 4 fette di pomodoro
- 4 panini integrali, tostati
- 2 cucchiai di olio d'oliva
- ¼ di cucchiaino di pepe di Caienna, opzionale
- 1 spicchio d'aglio, tritato
- 1 cucchiaio di zucchero
- ½ tazza di acqua
- 1/3 di tazza di aceto balsamico
- 4 grandi cappelli di funghi Portobello, circa 5 pollici di diametro

Indicazioni:
1. Rimuovere i gambi dai funghi e pulire con un panno umido. Trasferire in una teglia con il lato delle branchie verso l'alto.

2. In una ciotola, mescolare accuratamente olio d'oliva, pepe di cayenna, aglio, zucchero, acqua e aceto. Versare sui funghi e marinare i funghi nel ref per almeno un'ora.
3. Quando l'ora è quasi passata, preriscalda la griglia a fuoco medio-alto e ungi la griglia.
4. Grigliare i funghi per cinque minuti per lato o fino a quando sono teneri. Bagnare i funghi con la marinata, in modo che non si asciughi.
5. Per assemblare, mettere ½ panino su un piatto, sopra una fetta di cipolla, un fungo, un pomodoro e una foglia di lattuga.
6. Coprire con l'altra metà superiore del panino. Ripetere il processo con i restanti ingredienti, servire e gustare.

Nutrizione:

- Calorie: 244.1
- Carboidrati: 32g
- Proteine: 8.1g ; Grasso: 9.3g

Panini alle erbe Filetto di pesce

Tempo di preparazione: 15 minuti
Tempo di cottura: 25 minuti
Porzioni: 4
Ingredienti:

- 4 fette di pane a lievitazione naturale spesso
- 4 fette di mozzarella
- 1 fungo portabella, affettato
- 1 cipolla piccola, affettata
- 6 cucchiai di olio
- 4filetti di pesce all'aglio e alle erbe

Indicazioni:

1. Preparate i vostri filetti aggiungendo sale, pepe ed erbe (rosmarino, timo, prezzemolo, quello che vi piace).
2. Poi mescolare con la farina prima di friggere in olio bollente. Una volta ben rosolati, togliere dall'olio e mettere da parte.
3. A fuoco medio-alto, soffriggere per cinque minuti le cipolle e i funghi in una padella con 2 cucchiai di olio.

4. Preparare il pane a lievitazione naturale stratificando quanto segue: formaggio, filetto di pesce, miscela di cipolle e di nuovo formaggio prima di coprire con un'altra fetta di pane.
5. Grigliate nella vostra pressa Panini fino a quando il formaggio è sciolto e il pane è croccante e rigato.

Nutrizione:

- Calorie: 422
- Carboidrati: 13.2g
- Proteine: 51.2g
- Grasso: 17.2g

Pane piatto italiano senza glutine

Tempo di preparazione: 15 minuti
Tempo di cottura: 30 minuti
Porzioni: 8
Ingredienti:
- 1 cucchiaio di sidro di mela
- 2 cucchiai di acqua
- ½ tazza di yogurt
- 2 cucchiai di burro
- 2 cucchiai di zucchero
- 2 uova
- 1 cucchiaino di gomma xantana
- ½ cucchiaino di sale
- 1 cucchiaino di bicarbonato di sodio
- 1 ½ cucchiaino di lievito in polvere
- ½ tazza di fecola di patate, non di farina di patate
- ½ tazza di farina di tapioca
- ¼ di tazza di farina di riso integrale
- 1/3 di tazza di farina di sorgo

Indicazioni:
7. Con la carta pergamena, foderare una teglia di 8 x 8 pollici e ungere la carta pergamena. Preriscaldare il forno a 375°F.
8. Mescolare la gomma xantana, il sale, il bicarbonato di sodio, il lievito in polvere, tutte le farine e l'amido in una grande ciotola.

9. Sbattere bene lo zucchero e le uova in una ciotola media fino ad ottenere una crema. Aggiungere l'aceto, l'acqua, lo yogurt e il burro. Sbattere accuratamente.

10. Versare il composto di uova in una ciotola di farina e mescolare bene. Trasferire l'impasto appiccicoso nella teglia preparata e cuocere in forno per 25-30 minuti.

11. Se le cime del pane cominciano a dorarsi molto, coprite la parte superiore con un foglio di alluminio e continuate a cuocere fino a cottura ultimata.

12. Togliere subito dal forno e dalla padella e lasciare raffreddare. Meglio se servito caldo.

Nutrizione:

- Calorie: 166
- Carboidrati: 27.8g
- Proteina: 3.4g
- Grasso: 4.8g

Capitolo 7. Frutta e ricette di dolci

Un assaggio di dolce

Tempo di preparazione: 15 minuti
Tempo di cottura: 0 minuti
Porzioni: 2
Ingredienti:

- 1 cucchiaio di coriandolo
- 1 cucchiaio di cipolla verde
- 1 mango sbucciato, con semi e tritato
- ¼ di tazza di peperone, tritato
- 2 cucchiai di miele

Indicazioni:

1. Incorporare tutti gli ingredienti.
2. Servire quando sono ben combinati.

Nutrizione:

- Calorie: 21
- Grasso: 0.1g; Proteina: 0.3g

Carote al miele

Tempo di preparazione: 5 minuti
Tempo di cottura: 15 minuti
Porzioni: 2
Ingredienti:

- 16 once di carote baby
- ¼ di tazza di zucchero di canna

Indicazioni:

1. Bollire le carote con acqua in una pentola enorme
2. Scolare dopo 15 minuti e cuocere a vapore per 2 minuti.
3. Aggiungere lo zucchero e servire quando si è mescolato bene.

Nutrizione:

- Calorie: 402
- Grasso: 23.3g
- Proteina: 1.4g

Trattamento con ciliegie fresche

Tempo di preparazione: 10 minuti
Tempo di cottura: 10 minuti
Porzioni: 2
Ingredienti:
- 1 cucchiaio di miele
- 1 cucchiaio di mandorle, schiacciate
- 12 once di ciliegie

Indicazioni:

1. Preriscaldare il forno a 350°F, e per 5 minuti, cuocere le ciliegie.
2. Spalmateli di miele e serviteli con le mandorle sopra.

Nutrizione:

- Calorie: 448
- Grasso: 36,4g
- Proteine: 3,5g

Dessert alla pesca lattea

Tempo di preparazione: 15 minuti
Tempo di cottura: 10 minuti
Porzioni: 2
Ingredienti:
- 1 pesca fresca, sbucciata e affettata
- 1 cucchiaino di zucchero di canna
- 1 cucchiaio di latte

Indicazioni:

1. Preparare una teglia con uno strato di pesche e gettarle nel latte.

2. Ricoprire le pesche con lo zucchero e cuocere a 350F per 5 minuti.

Nutrizione:

- Calorie: 366; Grasso: 22,5g; Proteina: 1.9g

Sezioni di agrumi

Tempo di preparazione: 20 minuti
Tempo di cottura: 5 minuti
Porzioni: 2
Ingredienti:
- 1 pompelmo, sbucciato e sezionato
- ½ tazza di pezzi di ananas
- 1 arancia piccola, tagliata a tocchetti
- ½ cucchiaio di zucchero di canna
- ½ cucchiaino di burro, a basso contenuto di grassi e non salato, fuso

Indicazioni:

- Preriscaldare una teglia da forno a 350`F.
- Sistemare la frutta sul vassoio e coprire con lo zucchero di canna, mescolato con il burro, e cuocere per 5 minuti.
- Trasferire su un piatto da portata.

Nutrizione:

- Calorie: 279; Grasso: 5.9g; Proteine: 2.2g

Mele dopo pasto

Tempo di preparazione: 15 minuti
Tempo di cottura: 25 minuti
Porzioni: 2
Ingredienti:
- 1 mela intera, tagliata a pezzi
- ½ tazza di pezzi di ananas

- ½ tazza di uva, senza semi
- ¼ di tazza di succo d'arancia
- ¼ di cucchiaino di cannella

Indicazioni:

1. Preriscaldare il forno a 350°F.
2. Aggiungere tutta la frutta in una teglia.
3. Irrorare con il succo d'arancia e cospargere di cannella.
4. Cuocere per 25 minuti e servire caldo.

Nutrizione:

- Calorie: 124
- Grasso: 3.2g
- Proteina: 0.8g

Morsi caldi alle noci

Tempo di preparazione: 10 minuti
Tempo di cottura: 20 minuti
Porzioni: 2
Ingredienti:
- 4 cucchiai di miele
- 2 tazze di mandorle
- 1 cucchiaio di olio di mandorle

Indicazioni:

1. Stratificare le mandorle, intere, su una teglia da forno.
2. Cuocere per 15 minuti a 350°F.
3. Girare a metà strada e rotolare le mandorle nel miele.
4. Servire.

Nutrizione:

- Calorie: 268
- Grasso: 19.7g
- Proteina: 7.6g

Germogli immersi

Tempo di preparazione: 12 minuti
Tempo di cottura: 10 minuti
Porzioni: 2
Ingredienti:

- 16 once di cavoletti di Bruxelles
- 4 cucchiai di miele
- 6 cucchiai di uvetta e noci schiacciate

Indicazioni:

1. Far bollire l'acqua in una pentola.
2. Aggiungere i germogli e cuocere per 10 minuti fino a quando sono morbidi.
3. Glassare i germogli nel miele e ricoprirli bene. Aggiungere le noci e l'uvetta.

Nutrizione:

- Calorie: 221
- Grasso: 15.1g
- Proteine: 5.3g

Pecan e formaggio

Tempo di preparazione: 20 minuti
Tempo di cottura: 0 minuti
Porzioni: 2
Ingredienti:

- 1 cucchiaino di cannella, macinata
- 4 once di formaggio feta
- 2 once di noci pecan, tritate finemente
- 2 cucchiai di miele
- 2 rametti di rosmarino, freschi, tritati

Indicazioni:

1. Fare piccole palline di formaggio.

2. Schiacciare le noci pecan e metterle in una ciotola poco profonda con la cannella.
3. Rotolare il formaggio nelle noci pecan e nella cannella.
4. Versare il miele sulle palline.
5. Servire con rosmarino in cima.

Nutrizione:

- Calorie: 234
- Grasso: 18.6g
- Proteine: 7,5g

Ganache al cioccolato

Tempo di preparazione: 10 minuti
Tempo di cottura: 16 minuti
Porzioni: 16
Ingredienti:
- 9 once di cioccolato dolce-amaro, tritato
- 1 tazza di panna pesante
- 1 cucchiaio di rum scuro (opzionale)

Indicazioni:
1. Mettere il cioccolato in una ciotola media. Cuocere la panna in una piccola casseruola a fuoco medio.
2. Portare a ebollizione. Quando la crema ha raggiunto il punto di ebollizione, versare il cioccolato tritato su di essa e battere fino a quando liscio. Mescolare il rum, se lo si desidera.
3. Lasciate raffreddare leggermente la ganache prima di versarla sulla torta. Iniziare dal centro della torta e lavorare all'esterno. Per una glassa soffice o una farcitura al cioccolato, lasciatela raffreddare fino a quando è densa e sbattetela con una frusta fino a quando è leggera e soffice.

Nutrizione:

- Calorie: 142
- Grasso: 10.8g
- Proteina: 1.4g

Fragole ricoperte di cioccolato

Tempo di preparazione: 15 minuti
Tempo di cottura: 0 minuti
Porzioni: 24
Ingredienti:
- 16 once di gocce di cioccolato al latte
- 2 cucchiai di accorciamento
- 1 libbra di fragole fresche con foglie

Indicazioni:
1. A bagnomaria, sciogliere il cioccolato e l'accorciamento, mescolando di tanto in tanto fino ad ottenere un composto omogeneo. Forare le cime delle fragole con degli stuzzicadenti e immergerle nel composto di cioccolato.
2. Girare le fragole e mettere lo stuzzicadenti nel polistirolo in modo che il cioccolato si raffreddi.

Nutrizione:

- Calorie: 115
- Grasso: 7.3g
- Proteina: 1.4g

Dessert Angel Food alla fragola

Tempo di preparazione: 15 minuti
Tempo di cottura: 0 minuti
Porzioni: 18
Ingredienti:
- 1 angel cake (10 pollici)
- 2 confezioni di formaggio cremoso ammorbidito
- 1 tazza di zucchero bianco
- 1 contenitore (8 once) di fluff congelato, scongelato
- 1 litro di fragole fresche, affettate
- 1 barattolo di glassa alla fragola

Indicazioni:
1. Sbriciolare la torta in un piatto da 9 x 13 pollici.

2. Sbattere la crema di formaggio e lo zucchero in una ciotola media fino a quando il composto è leggero e spumoso. Mescolate la guarnizione montata. Schiacciare la torta con le mani e spalmare il composto di crema di formaggio sulla torta.
3. Unire le fragole e la glassa in una ciotola fino a quando le fragole sono ben coperte. Distribuire sopra lo strato di crema di formaggio. Raffreddare fino al momento di servire.

Nutrizione:

- Calorie: 261
- Grasso: 11g
- Proteina: 3.2g

Pizza alla frutta

Tempo di preparazione: 30 minuti
Tempo di cottura: 0 minuti
Porzioni: 8
Ingredienti:

- 1 (18-oz) pacchetto di pasta per biscotti allo zucchero
- 1 (8-oz) pacchetto di formaggio cremoso, ammorbidito
- 1 (8-oz) ripieno congelato, scongelato
- 2 tazze di fragole appena tagliate
- 1/2 tazza di zucchero bianco
- 1 pizzico di sale
- 1 cucchiaio di farina di mais
- 2 cucchiai di succo di limone
- 1/2 tazza di succo d'arancia
- 1/4 di tazza di acqua
- 1/2 cucchiaino di scorza d'arancia

Indicazioni:

1. Prepara il forno a 175°C Affetta la pasta biscotto e mettila su una teglia da pizza unta. Premi la pasta piatta nello stampo. Cuocere per 10-12 minuti. Lasciare raffreddare.
2. Ammorbidire il formaggio cremoso in una grande ciotola e poi mescolare la guarnizione montata. Distribuire sulla crosta raffreddata.

3. Iniziare con le fragole tagliate a metà. Disporre in un cerchio intorno al bordo esterno. Continuate con la frutta di vostra scelta andando verso il centro. Se usate le banane, immergetele nel succo di limone. Poi fate una salsa con un cucchiaio sulla frutta.
4. Unire lo zucchero, il sale, la farina di mais, il succo d'arancia, il succo di limone e l'acqua in una pentola. Far bollire e mescolare a fuoco medio. Far bollire per 1 o 2 minuti fino a quando è denso. Togliere dal fuoco e aggiungere la scorza d'arancia grattugiata. Mettere sulla frutta.
5. Lasciare raffreddare per due ore, tagliare in quarti e servire.

Nutrizione:

- Caloric: 535
- Grasso: 30g
- Proteine: 5,5g

Crunch al rabarbaro e fragola

Tempo di preparazione: 15 minuti
Tempo di cottura: 45 minuti
Porzioni: 18
Ingredienti:
- 1 tazza di zucchero bianco
- 3 cucchiai di farina per tutti gli usi
- 3 tazze di fragole fresche, affettate
- 3 tazze di rabarbaro, tagliato a cubetti
- 1 1/2 tazza di farina
- 1 tazza di zucchero di canna imballato
- 1 tazza di burro
- 1 tazza di farina d'avena

Indicazioni:
1. Preriscaldare il forno a 190°C.
2. Unire lo zucchero bianco, 3 cucchiai di farina, le fragole e il rabarbaro in una grande ciotola. Mettere il composto in una teglia da 9 x 13 pollici.
3. Mescolare 1 1/2 tazze di farina, zucchero di canna, burro e avena fino ad ottenere una consistenza friabile. Potreste voler usare un frullatore per questo. Sbriciolare la miscela di rabarbaro e fragola.

4. Cuocere per 45 minuti.

Nutrizione:

- Calorie: 253
- Grasso: 10.8g
- Proteine: 2.3g

Cioccolato Chip Banana Dessert

Tempo di preparazione: 20 minuti
Tempo di cottura: 20 minuti
Porzioni: 24
Ingredienti:

- 2/3 di tazza di zucchero bianco
- 3/4 di tazza di burro
- 2/3 di tazza di zucchero di canna
- 1 uovo, leggermente sbattuto
- 1 cucchiaino di estratto di vaniglia
- 1 tazza di purea di banana
- 1 3/4 di tazza di farina
- 2 cucchiaini di lievito in polvere
- 1/2 cucchiaino di sale
- 1 tazza di gocce di cioccolato semidolce

Indicazioni:

1. Preparare il forno a 175°C Imburrare e infornare una teglia di 10 x 15 pollici.
2. Sbattere il burro, lo zucchero bianco e lo zucchero di canna in una grande ciotola fino a quando non diventa chiaro. Sbattere l'uovo e la vaniglia. Aggiungere la purea di banana: mescolare il lievito, la farina e il sale in un'altra ciotola. Mescolare la miscela di farina nella miscela di burro. Mescolare le gocce di cioccolato. Distribuire nella padella.
3. Cuocere per 20 minuti. Raffreddare prima di tagliare in quadrati.

Nutrizione:

- Calorie: 174; Grasso: 8.2g; Proteina: 1.7g

Riempimento della torta di mele

Tempo di preparazione: 20 minuti
Tempo di cottura: 12 minuti
Porzioni: 40
Ingredienti:
- 18 tazze di mele tritate
- 3 cucchiai di succo di limone
- 10 tazze di acqua
- 4 1/2 tazze di zucchero bianco
- 1 tazza di farina di mais
- 2 cucchiaini di cannella macinata
- 1 cucchiaino di sale
- 1/4 di cucchiaino di noce moscata macinata

Indicazioni:
1. Mescolare le mele con il succo di limone in una grande ciotola e mettere da parte. Versare l'acqua in un forno olandese a fuoco medio. Unire lo zucchero, la farina di mais, la cannella, il sale e la noce moscata in una ciotola. Aggiungere all'acqua, mescolare bene e portare a ebollizione. Cuocere per 2 minuti mescolando continuamente.
2. Far bollire di nuovo le mele. Ridurre il fuoco, coprire e cuocere a fuoco lento per 8 minuti. Lasciare raffreddare per 30 minuti.
3. Versare in cinque contenitori da freezer e lasciare 1/2 pollice di spazio libero. Raffreddare a temperatura ambiente.
4. Sigillare e congelare

Nutrizione:

- Calorie: 129; Grasso: 0.1g; Proteina: 0,2g

Dessert con sandwich di gelato

Tempo di preparazione: 20 minuti
Tempo di cottura: 0 minuti
Porzioni: 12
Ingredienti:
- 22 panini al gelato

- Topping congelato in un contenitore da 16 once, scongelato
- 1 vasetto (12 once) di gelato al caramello
- 1 1/2 tazze di arachidi salate

Indicazioni:
1. Tagliare in due un panino con ghiaccio. Mettere un panino intero e un mezzo panino su un lato corto di una teglia da 9 x 13 pollici. Ripetere questa operazione fino a coprire il fondo, alternando il panino intero e il mezzo panino.
2. Spalmare metà della guarnizione montata. Versarvi sopra il caramello. Cospargere con metà delle arachidi. Fare gli strati con il resto dei panini di gelato, la panna montata e le arachidi.
3. Coprire e congelare per un massimo di 2 mesi. Togliere dal congelatore 20 minuti prima di servire. Tagliare in quadrati.

Nutrizione:

- Calorie: 559
- Grasso: 28.8g
- Proteine: 10g

Biscotti al mirtillo e pistacchio

Tempo di preparazione: 15 minuti
Tempo di cottura: 35 minuti
Porzioni: 36
Ingredienti:
- 1/4 di tazza di olio d'oliva leggero
- 3/4 di tazza di zucchero bianco
- 2 cucchiaini di estratto di vaniglia
- 1/2 cucchiaino di estratto di mandorle
- 2 uova
- 1 3/4 di tazza di farina universale
- 1/4 di cucchiaino di sale
- 1 cucchiaino di lievito in polvere
- 1/2 tazza di mirtilli secchi
- 1 1/2 tazza di pistacchi

Indicazioni:
1. Preparare il forno a 150°C.

2. Unire l'olio e lo zucchero in una grande ciotola fino ad ottenere un composto omogeneo. Mescolare la vaniglia e l'estratto di mandorle e aggiungere le uova. Unire la farina, il sale e il lievito; aggiungere gradualmente al composto di uova - mescolare i mirtilli e le noci a mano.
3. Dividere l'impasto a metà, formare due tronchi di 12 x 2 pollici su una teglia di pergamena. L'impasto può essere appiccicoso, bagnare le mani con acqua fredda per facilitare la manipolazione dell'impasto.
4. Cuocere nel forno preriscaldato per 35 minuti o fino a quando i blocchi sono dorati. Estrarre dal forno e lasciare raffreddare per 10 minuti. Ridurre il calore del forno a 275 gradi F (135 gradi C).
5. Tagliare diagonalmente a fette di 3/4 di pollice di spessore. Posizionare sui lati sulla teglia da forno coperta con pergamena-cuocere per circa 8 a 10 minuti

Nutrizione:

- Calorie: 92
- Grasso: 4.3g; Proteina: 2.1g

Lightning Source UK Ltd.
Milton Keynes UK
UKHW022023240621
386092UK00002BA/298

9 781802 554342